Gamechanger
Abnehmspritze

DDR. Gerald Jahl
Herbert Hirschler

Gamechanger Abnehmspritze

Nachhaltig schlank mit moderner Medizin

ueberreuter

1. Auflage 2026

Frankgasse 4 | 1090 Wien
produktsicherheit@ueberreuter.at
ISBN 978-3-8000-8104-2

Covergestaltung: Saskia Beck, s-stern
Satz: Lisa Wilfinger | Carl Ueberreuter Verlag
Druck und Bindung: Imprint d.o.o. | Ljubljana, Slowenien

www.ueberreuter.at

Inhalt

Vorwort

Vorwort von Univ.-Prof. Prim. Dr. Harald Kritz

Facharzt für Innere Medizin und Zusatzfacharzt für Endokrinologie und Stoffwechselerkrankungen | Ehemaliger Leiter der Kuranstalt Baden

Das Thema Gewichtsreduktion hat in den letzten Jahren eine neue Dimension erreicht. Mit der Einführung der GLP-1-Analoga stehen uns erstmals Wirkstoffe zur Verfügung, die tief in die Regulationsmechanismen von Appetit, Sättigung und Stoffwechsel eingreifen – ein echter Gamechanger in der Adipositastherapie. Denn das bisherige Denken, dass eine dicke Person das Gleiche ist wie eine dünne Person, die einfach nur zu viel gegessen hat, stimmt einfach nicht. Übergewicht ist eine chronische Stoffwechselerkrankung und keine Frage der Moral.

Entscheidend bleibt jedoch, dass diese medikamentöse Unterstützung eingebettet ist in ein umfassendes, individuelles Betreuungskonzept, das den Rahmen der neuen funktionellen Gewichtsmedizin bildet. Nachhaltiger Erfolg entsteht nicht allein durch ein Präparat, nicht nur durch die Abnehmspritze, sondern durch das Zusammenspiel von Bewegung, Ernährung, psychischer Stabilität und hormoneller Balance. Auch die gezielte Behandlung hormoneller Defizite kann dabei wesentlich zur Verbesserung von Stoffwechsel, Lebensqualität und Motivation beitragen. Besonders hervorzuheben ist im SAFE-Programm (***S**emaglutide **A**ssisted **F**at and Weight **E**limination*) von DDr. Gerald Jahl die sorgfältige Erfassung möglicher Risikofaktoren vor Beginn der Therapie. Die umfassende Diagnostik – von Stoffwechsel-, Körperzusammensetzungs- und Hormonanalysen über Stress- und Schlafparameter bis hin zu individueller Lebensstilberatung – schafft die Grundlage für eine sichere, wirksame und verantwortungsvolle Behandlung, die über die reine Injektion einer Spritze deutlich hinausgeht.

DDr. Jahl verbindet in seinem Ansatz moderne pharmakologische Therapie mit fundierter medizinischer Erfahrung und empathischer

Begleitung. Damit stehen das Wohl und die Sicherheit der Patientinnen und Patienten stets im Mittelpunkt. Dieses Buch verbindet medizinisches Wissen mit praktischer Erfahrung. Es ist ein wertvoller Beitrag zu einer ganz neuen Sichtweise auf die Gewichtsmedizin – einer, die modern, verantwortungsvoll und patientenzentriert ist.

Vorwort von Dr. Katharina M. Burkhardt

Vorsitzende des Hormonnetzwerks Österreichs

Als Hormonwissenschaftlerin faszinieren mich die Komplexität und das filigrane Zusammenspiel unseres endokrinen Systems seit vielen Jahren. In meiner täglichen Arbeit erlebe ich immer wieder, wie eng Hormone, Stoffwechsel, Ernährung, Stress und Schlaf miteinander verwoben sind – und wie entscheidend dieses Zusammenspiel für unsere Gesundheit, unser Wohlbefinden und insbesondere für den Erfolg bei Gewichtsreduktion ist. Umso erfreulicher ist es, dass Gerald Jahl mit seinem Buch einen völlig neuen Ansatz vorstellt, der diesen integrativen Blick konsequent in die Praxis umsetzt.

Das SAFE-Programm geht weit über eine reine „Abnehmspritze" hinaus. Es betrachtet den Menschen als Ganzes: von der hormonellen und metabolischen Ausgangslage über detaillierte Diagnostik, Schlaf- und Stressanalyse bis hin zu individuell zugeschnittenen Ernährungs- und Bewegungsstrategien.

Besonders beeindruckend finde ich, wie die Therapie hormonelle Zusammenhänge ernst nimmt und bei Bedarf behutsam unterstützt, ohne den Menschen auf ein einzelnes Medikament zu reduzieren. Schilddrüse, Nebenniere, Sexualhormone und andere Parameter werden sorgfältig betrachtet, Defizite ausgeglichen und die psychologische Begleitung integriert. So entsteht ein holistisches Konzept, das

Sicherheit, Effektivität und Nachhaltigkeit vereint – Aspekte, die in der heutigen modernen Gewichtsmedizin oft zu kurz kommen.

Für mich ist dieses Buch nicht nur ein fachlicher Leitfaden, sondern auch ein wertvoller Beitrag für alle, die Gewichtsmanagement auf verantwortungsvolle, wissenschaftlich fundierte und gleichzeitig menschliche Weise umsetzen wollen. Es zeigt, wie Wissen über Hormone, Stoffwechsel und Ernährung praxisnah verbunden werden kann, und eröffnet neue Perspektiven für die Behandlung von Übergewicht, die Patient:innen wirklich unterstützt und motiviert.

Ich freue mich sehr, dass dieser Ansatz nun auch einem breiteren Publikum zugänglich gemacht wird, und bin überzeugt, dass das Buch vielen Menschen – Ärzt:innen wie Patient:innen – wertvolle Impulse geben wird. Denn Übergewicht ist oft ein Zeichen für fehlende hormonelle Balance, nicht für fehlenden Willen.

Einleitung

„Übergewicht ist kein Zeichen von fehlender Disziplin, sondern ein gestörter Stoffwechsel in einer Umgebung voller Kalorien."
Jason Fung | Arzt, Diabetesspezialist und Autor

Die moderne Gewichtsmedizin steht an der Schwelle zu einer neuen Ära: Präzise Therapien wie die Abnehmspritze verbinden Wissenschaft, Stoffwechselwissen und personalisierte Strategien. Übergewicht ist ja nicht nur ein Schönheitsproblem oder eine Frage der Eitelkeit, sondern ein klar definierbarer Risikofaktor für zahlreiche Erkrankungen und damit aber auch behandelbar wie jede andere chronische Krankheit. Der größte Fortschritt besteht aktuell darin, dass wir Übergewicht nun nicht mehr länger als Auswirkung bloßer Willensschwäche betrachten müssen, sondern als eine mit einem umfassenden Konzept behandelbare Stoffwechselstörung. Dieses Buch zeigt, wie neue Therapien und begleitende Maßnahmen gezielt, sicher und nachhaltig wirken können. Gerade die begleitenden Maßnahmen, über die sehr wenig gesprochen wird, können den Unterschied ausmachen, ob die Behandlung keine, mäßige oder eben herausragende Ergebnisse liefern wird.

Deswegen wurde dieses Buch geschrieben: einfach, um Ihnen aus erster Hand tatsächlich objektive und auch ungefilterte Information zu geben, und auch, um Ihnen meine Erfahrung zur Verfügung zu stellen und so die bestmögliche Abnehmreise zu gewährleisten. Und diese Reise soll Sie ein wenig über den Tellerrand der normalen Behandlung mit der Abnehmspritze hinausblicken lassen. Dazu wird erklärt, was die Spritze kann und was sie eben auch nicht kann, für wen sie geeignet ist und für wen nicht, und was man alles zusätzlich arrangieren und beachten muss, um ihr volles Potenzial zur echten Optimierung abzurufen. Diese Informationen und dieses Wissen sind wichtig für Menschen, die übergewichtig sind, deren Gesundheit dadurch bereits beeinträchtigt ist und die auch unbedingt etwas dagegen tun wollen. Genau diese Menschen sollen durch Lesen dieses Buches in die Lage versetzt werden, sich umfangreich und objektiv informieren zu können, um sich selbst ein Bild davon zu machen, ob eine Behandlung mit der Abnehmspritze für sie geeignet ist oder auch nicht.

Ich muss vorausschicken, und das sollen Sie unbedingt gleich am Anfang des Buches erfahren, dass die Abnehmspritze auf zwei Arten verwendet werden kann – allein oder mit medizinischer Betreuung. Wer sie allein anwenden will, muss sich dafür ein Rezept besorgen und dann irgendwie damit starten. Dazu gibt es viele Informationen im Internet, allerdings ist diese ungefilterte Information nicht zwingend vernünftig oder sinnvoll, manchmal sogar gefährlich. Außerdem zeigt die Anwendung ohne professionelle Begleitung, wie sie in den Anfängen der Entwicklung der Spritze oft üblich war, nur mäßigen Erfolg. Aus diesen Gründen ist ein solcher „Alleingang" auf keinen Fall empfehlenswert und eigentlich sogar als gefährlich zu bezeichnen und deshalb ist davon absolut abzuraten.

Denn in den vergangenen Jahren hat sich gezeigt, dass es deutlich gesünder, vernünftiger und zielführender ist, wenn Ihr Abnehmen kompetent und vertrauensvoll betreut und begleitet wird, weil nur dann das volle Potenzial des Medikaments für Sie und Ihren Erfolg genutzt werden kann. Die Spritze stellt nur ein kleines Rädchen im Getriebe des Abnehmens dar, allerdings ein sehr mächtiges! Weil nur im Rahmen einer Betreuung gewährleistet ist, dass die Rahmenbedingungen passen beziehungsweise passend gemacht werden und dass sich Ihre Einstellung zum Essen und Ihr Verhalten nachhaltig zum Positiven verändern.

Dieses Buch soll erklären, wie das geht – wie also die optimale Therapie mit der Abnehmspritze heutzutage gestaltet werden kann und sollte. Es gibt nämlich zahlreiche Rahmenbedingen, die man beachten und gegebenenfalls schaffen muss, um alle Möglichkeiten dieser medikamentösen Therapie ausschöpfen zu können. Denn es geht dabei nicht nur um das Abnehmen, sondern vor allem um eine Wiedererlangung von Gesundheit, und das muss das primäre Ziel der Behandlung sein.

Veränderung beginnt im Kopf und nicht auf der Waage

„Essen ist oft eine Antwort auf Stress, nicht auf Hunger."
Gabor Maté, Mediziner und Autor

Sie haben die Kraft, Ihr Leben zu gestalten – jeden Tag, jeden Moment! Wichtig: Die Abnehmspritze sorgt gar nicht dafür, dass Sie abnehmen und schlanker werden, sondern dafür, dass Sie auf die angenehmste Art und Weise Ihr Verhalten ändern können. Durch diese nachhaltige Verhaltensänderung bezüglich Essen und Nahrungsaufnahme im Tagesablauf werden Sie dann abnehmen, und zwar ohne das Gefühl des Verzichtens. Das ist der springende Punkt beim erfolgreichen Abnehmen mit der Spritze. Daher ist auch der Begriff „Abnehmspritze" problematisch und eigentlich absolut irreführend: Man nimmt nicht direkt durch die Spritze ab, sondern aufgrund des durch sie geänderten Verhaltens. Bessere Namen wären deshalb eigentlich Regulationsspritze, Balancespritze, Stoffwechselspritze, Appetitkontrollspritze oder eben auch Gesundheitsspritze, denn sie optimiert die Stoffwechselgesundheit.

Grundsätzlich empfehle ich unbedingt ein paralleles und unterstützendes psychotherapeutisches Coaching. Das muss man probieren und testen, und erst dann kann man feststellen, ob diese Art der Unterstützung einem hilft, ob man das mag und schätzt – oder auch nicht. Das Feedback dazu von vielen Patienten ist allerdings extrem positiv.

Denn Abnehmen ist nicht nur eine körperliche Reise – es ist auch eine mentale. Frustration, Rückschläge und emotionale Essmuster gehören zu den größten Hürden. Die Spritze kann hier unterstützen, indem sie das Verlangen nach Essen reduziert und so die Möglichkeit schafft, neue, gesunde Verhaltensweisen zu erlernen und dauerhaft zu etablieren. In Kombination mit einem fundierten Ernährungs- und Bewegungsprogramm sowie mentalen Strategien zur Verhaltensänderung wird der Weg zur nachhaltigen Gewichtsreduktion geebnet.

Wie ich zur Spritze gekommen bin

Ich begann vor einigen Jahren, mich als Arzt mit der Abnehmspritze zu beschäftigen. Mein Interesse und meine Beschäftigung mit Patienten in der klassischen Medizin galten zu diesem Zeitpunkt bereits seit Jahren der funktionellen Medizin, der bio-identen Hormontherapie und davor auch noch der Akupunktur mit unzähligen Aus- und Fortbildungen.

Es war Anfang 2022, als fast gleichzeitig zwei Patientinnen wegen einer hormonellen Erstberatung zu mir kamen. Ja, hormonell stimmte einiges nicht, doch was die Patientinnen am meisten belastete, war ihr Übergewicht, das besonders seit Covid stark zugenommen hatte. Und im Laufe der Beratung konzentrierten wir uns immer mehr auf das Übergewicht, weil auch der hormonelle Status zeigte, dass der Stoffwechsel nicht mehr richtig funktionierte. Und da kam mir als einzig vernünftige Lösung die Abnehmspritze Ozempic mit dem Inhaltstoff Semaglutid in den Sinn, von der die beiden Damen dann auch sofort begeistert waren.

Von dieser sagenhaften Spritze mit der Wunderwirkung sprach man damals aber nur hinter vorgehaltener Hand, weil man vom Abnehmerfolg damit zwar gehört und gelesen hatte, aber es gab so gut wie keine weiteren offiziellen Informationen geschweige denn Richtlinien dazu, weil es als Diabetesmedikament und überhaupt nicht zum Abnehmen freigegeben war. Viele Prominente hatten die Spritze jedoch bereits erfolgreich in Verwendung, und die Fotos in den Illustrierten und auf Instagram zeigten unglaubliche Gewichtsabnahmen. Also entschied ich mich dafür, die Behandlung anzugehen, als *Off-Label-Use*. Und so gelang tatsächlich ein perfekter Einstieg in das ganze Thema. Die Kilos purzelten bei beiden Damen, und bald waren erste sichtbare Erfolge zu bemerken. Ich lernte sehr rasch sehr viel über Nebenwirkungen und die notwendige und wichtige psychologische Führung der Patientinnen und stellte außerdem fest, dass eine ärztliche Kontrolle in gewissen Abständen unbedingt stattfinden musste. Da die Dosierung damals noch in den Kinderschuhen steckte, konnte ich dank der beiden dankbaren und kooperativen Damen eigentlich alles zu diesem Thema relativ rasch lernen, ausprobieren und mir Wissen aneignen. Dazu diente mir vor allem medizinische Literatur aus den USA, weil das ganze Thema in Europa einfach noch nicht wirklich präsent war. In meiner Umgebung war ich weit und breit der einzige Arzt, der damit behandelte, und in der Ärzteschaft beschäftigte man sich zum damaligen Zeitpunkt noch nicht damit. Die ärztlichen Meinungen dazu reichten damals von Gleichgültigkeit über Ignoranz bis zu Unverständnis.

So wurden es bei mir langsam, aber laufend immer mehr Patienten und Patientinnen, die unbedingt diese Art der Hilfe in Anspruch nehmen wollten. Ein Konzept nahm Form an, auch weil ich die hormonelle Betrachtung, die Mikronährstoffe und die Nahrungszusammensetzung zusätzlich einfließen ließ. Mit der Zeit wurde ich selbst neugierig, wie diese Spritze so auf den Körper wirkt, was sie im Gehirn auslöst und wie sich das anfühlt. Ich war zwar nicht wirklich dick, hielt es aber auch für keinen Fehler, ein paar wenige Kilos zu verlieren. Und dann begann ich selbst damit und war erstaunt über die Wirkung: Ich schlief besser, fühlte mich sehr wohl, war gelassener und hatte keinen Hunger mehr, und zwar auf eine angenehme, stressfreie Art. Ich vermisste nichts und ich musste auf nichts verzichten, einfach, weil die appetithemmende Wirkung so stark war. Die beiden Damen nahmen währenddessen über ein Jahr bei und mit mir ab, deren Erfolge waren sensationell. Und mit mir selbst konnte ich ja gut experimentieren. Ich machte nach einer gewissen Zeit der Vorsicht alles, was man tunlichst vermeiden sollte, und beobachtete die Auswirkungen. Ich aß absichtlich zu fett, zu viel, zu häufig, das Falsche – alles im Dienst der Wissenschaft. Ich trank zusätzlich probeweise hochprozentigen Alkohol, Bier oder Wein, und all diese Versuche machten mich wirklich schlauer. Ich lernte die Spritze in ihrer gesamten Wirkung einzuschätzen; ich lernte, wie man damit umgehen muss und was man nicht tun sollte.

Die Spritze gewinnt immer – so lautet das zusammengefasste Ergebnis meiner damaligen Tests. Ich stellte fest, dass Ozempic der bis dato fehlende Gamechanger und eine echte Waffe gegen Übergewicht ist, dass man aber, wie bei jeder Waffe, einige Dinge unbedingt beachten muss und andere besser sein lässt. Nur die Spritze einfach so zu geben oder nur ein Rezept dafür zu schreiben, erwies sich nicht als zielführend – und daran hat sich bis heute nichts geändert.

Insulin war das nächste Thema, das ich in mein Konzept einbaute. Genauer gesagt die Insulinresistenz und die Wirkung von Insulin auf den Kohlehydrat- und Fettstoffwechsel.

Good to know | Insulinresistenz

Insulinresistenz bedeutet, dass Muskel-, Leber- und Fettzellen schlechter auf Insulin reagieren. Der Körper produziert dann mehr Insulin, um Glukose aus dem Blut in die Zellen zu bringen. Dadurch bleibt das Insulin irgendwann dauerhaft erhöht. Doch Insulin entscheidet, ob man dünn oder dick ist.

Im Zuckerstoffwechsel

Muskelzellen nehmen weniger Zucker auf. Mehr Glukose bleibt im Blut. Nach kohlehydratreichen Mahlzeiten steigt der Blutzucker stärker an, fällt aber oft schnell wieder ab. Dieser Abfall löst Heißhunger und Müdigkeit aus. Der Körper verlangt rasch nach neuer Energie.

Im Fettstoffwechsel

Insulin stoppt die Freisetzung von Fett aus den Fettzellen. Bei dauerhaft hohem Insulin bleibt die Fettverbrennung blockiert. Der Körper speichert

Nahrungsfett leichter ein und kann eigene Fettreserven kaum nutzen. Das Ergebnis: Essen macht schneller satt, aber der Körper greift nicht auf gespeicherte Energie zurück. Das Gewicht zu halten wird schwierig, und Abnehmen geht sehr langsam, solange das Insulin hoch bleibt.

Ich führte als Basis des Abnehmens die Messung der Insulinresistenz ein und bemerkte, dass viele Patienten bereits einen Prädiabetes hatten, während die „klassischen" Blutwerte fast normal waren. Bei einer normalen Blutabnahme oder Gesundenuntersuchung wäre den Patienten mit diesen immer noch in der Norm liegenden Werten, Nüchternblutzucker und HbA1c, wahrscheinlich mitgeteilt worden, dass mit dem Zucker eigentlich fast alles okay sei und sie sich keine Sorgen machen müssten. Ich erkannte aber, dass der Kohlehydratstoffwechsel schon früher zu leiden beginnt, das aber niemals gemessen wird. Die Insulinresistenz kann der Diagnose eines Diabetes nämlich um sieben bis elf Jahre zuvorkommen. Das wenige und seltene Messen dieses Wertes hat wahrscheinlich damit zu tun, dass es keine Kassenleistung darstellt.

Dann stellte ich bei zusätzlichen Blutabnahmen fest, dass sich die Insulinresistenz unter einer Diät mit Kohlehydratreduktion und bei absolut motivierten Patienten oft bereits nach vier Monaten deutlich zu bessern begann. Dazu kamen ein paar übergewichtige, aber neugierige Diabetiker, die natürlich schon länger Probleme mit dem Gewicht und mit dem Blutzucker hatten. Sie erhielten neben der bestehenden Tablettenmedikation nun Ozempic, und dazu eine Anleitung von mir bezüglich der neuen Essenszeiten, der Essenspausen und der etwas veränderten Nahrungszusammensetzung. Und wie erwartet, veränderten sich auch hier die Blutwerte zum Positiven und die Patienten waren darüber erleichtert, dass die Zuckerwerte sich deutlich verringerten und weiter besserten.

Jetzt war ich vollständig fasziniert von den gesundheitlichen Möglichkeiten der gesamten Behandlung. Die Patienten wurden mehr und mehr, das Feedback war mehr als positiv, und ich entwickelte meine

Routinen für Kontrollen und die Abstände dazwischen, Dosierung und Anpassung, das Ausschleichen, *Micro-Dosing*, Blutkontrollen, begleitende Therapien, Hormonanpassungen, Ernährungsverhalten und vor allem Ernährungsempfehlungen. Ich begann dann auch, gute Freunde und gute Bekannte zu behandeln, mit dem Vorteil des ehrlichen und schonungslosen Feedbacks. Da konnte ich immer noch einiges dazulernen, und irgendwann schrieb ich das erste E-Book als Therapiebegleitung für meine Patienten, damit sie sich zu Hause einlesen konnten.

Und dann startete ich irgendwann voll durch. Gemeinsam mit Univ.-Prof. Prim. Dr. Harald Kritz, Facharzt für Innere Medizin und Endokrinologie, einem absoluten Stoffwechselspezialisten, entwickelte ich das SAFE-Programm. SAFE steht für **S**emaglutide **A**ssisted **F**at and Weight **E**limination, also Semaglutid-assistierte Fett- und Gewichtsreduktion, weil Semaglutid der Wirkstoff in Ozempic ist. *SAFE* bedeutet übersetzt aber auch *sicher,* und das bezieht sich auf zwei zentrale Aspekte: medizinisch sicher und sicher im Sinn von garantiertem Abnehmen. Das Ganze stellt also die Gewichtsmedizin 2.0 dar.

Das Programm fasste alles an bisherigem praktischen Wissen von mir und meinem Team und wissenschaftliche Daten zusammen und konnte nun endlich standardisiert angeboten werden. Dr. Kritz' Expertise erlaubte es uns, gewisse Kleinigkeiten bezüglich des Kohlehydratstoffwechsels noch zu verfeinern; wir definierten das Ziel von *Low-Insulin* als Basis der Behandlung; wir standardisierten die Basishormone zur Blutbestimmung am Anfang der Behandlung; und er bestätigte mir die Wichtigkeit der begleitenden Therapie als Empowerment-Coaching für manche Patienten mit emotionalem Essverhalten. Erweitert wurde das Programm auch um die Stoffwechseluntersuchungen, Stressbestimmung, Körperzusammensetzungsanalysen und den genauen Inhalt der notwendigen Blutuntersuchungen. Zusammen waren wir daraufhin im Dienste der Patienten tätig – und sind es bis heute, sehr erfolgreich und mittlerweile natürlich mit viel Erfahrung.

Und jetzt schreibe ich dieses Buch, um möglichst viele Personen zu erreichen, die diese Art der Therapie und Hilfe benötigen könnten. Denn Übergewicht ist jetzt dank der Abnehmspritze heilbar geworden. Aber ihr volles Potenzial entfaltet sie nur dann, wenn man sie als Hilfe, oder besser als Unterstützung, sieht, als mächtige Unterstützung. Dazu braucht es Hintergrundwissen – und das will dieses Buch vermitteln. Es geht um die Weiterentwicklung des bisherigen Abnehmens mit der Spritze, und der Ansatz muss modern und ganzheitlich sein. Die Abnehmspritze stellt die mächtige medizinische Unterstützung dar, aber immer kombiniert mit allen Hebeln, wie der am Anfang stehenden Diagnostik, dem insulinsenkenden Essverhalten, ärztlicher Begleitung und einem oft sinnvollen psychotherapeutischen Coaching.

Mögen das Programm und dieses Buch vielen Patienten helfen und hoffentlich auch Ärzte ermutigen, sich mehr mit dem ganzen Thema zu beschäftigen. Denn die Abnehmspritze hat die Medizin insgesamt bereits revolutioniert und wird sie weiter verändern. Sie ist gekommen, um mit Sicherheit zu bleiben – und das muss Ärzten und Patienten gleichermaßen klar sein. Und die Entwicklung der Gewichtsmedizin wird weitergehen, auch das ist sicher.

Teil 1 – Wo das Übergewicht herkommt und wie man es wieder los wird

Warum Abnehmen so schwierig ist

Beim Abnehmen geht es um die Beeinflussung des Stoffwechsels, um den sogenannten Metabolismus. Durch weniger Aufnahme von Nahrungsmitteln entsteht ein Kaloriendefizit, welches zu einem Gewichtsverlust führt. Ein Zuviel an Nahrung führt im Gegensatz über kurz oder lang zu Übergewicht.

Good to know | Der Stoffwechsel

Der Stoffwechsel umfasst alle chemischen Prozesse, die im Körper Energie und Bausteine zu ihrer Gewinnung bereitstellen. Er reguliert also, wie effizient Nahrung in Energie umgewandelt wird. Ein schneller Stoffwechsel verbraucht in Ruhe mehr Energie. Ein verlangsamter Stoffwechsel führt leichter zu Gewichtszunahme. Hormone, Muskelmasse, Schlaf, Stress und natürlich die Zusammensetzung und Menge der Ernährung bestimmen die Gewichtsabnahme. Rezeptoren, also Andockstellen für die Inhaltstoffe der Abnehmspritze, sitzen direkt im Gehirn und verändern dort das Hungersignal und den Energieverbrauch. In der Leber senkt die Abnehmspritze die Zuckerproduktion und verbessert die metabolische Steuerung. In den Muskel- und Fettzellen steigt die Insulinsensitivität, also das verbesserte Ansprechen auf Insulin, was die Zuckeraufnahme verbessert und den Stoffwechsel damit entlastet.

Es gibt einige sehr österreichische Eigenheiten zum Thema Übergewicht: In Österreich wird Essen meist nicht als reine Nährstoffaufnahme gesehen, sondern auch immer als Ausdruck von Geselligkeit, Zugehörigkeit und Verankerung in der eigenen Tradition – wir leben eine „Genusskultur". Großzügige Portionen gelten als Zeichen von Wertschätzung und Fürsorge, weshalb „gut essen" oft mit „viel essen" gleichgesetzt wird. Alkohol, vor allem Bier und Wein, ist in vielen Alltagssituationen selbstverständlich eingebunden und wird selten als Kalorien- oder Gesundheitsfaktor berücksichtigt. „G'scheit essen" bedeutet in vielen Haushalten vor allem warm, deftig und reichhaltig essen, was historisch in körperlich anstrengender Arbeit begründet ist, aber bis heute weitergetragen wird, auch wenn sich unser Lebensstil stark verändert hat. Veränderungen im Essverhalten werden daher häufig nicht als sinnvolle und notwendige Anpassungen an moderne Lebensumstände verstanden, sondern als Verlust von Genuss, Familientradition oder Identität empfunden. Dass manche Menschen Diäten machen – oder machen müssen –, wird leider oft nicht verstanden und auch nicht positiv unterstützt.

„Nix übrig lassen" ist hierzulande genauso wichtig wie der Faschingskrapfen, der Reindling zu Ostern und die Weihnachtskekse. „G'schmackig" muss alles sein, und Mehlspeisen werden bei uns nicht als Dessert gegessen, sondern als ganz eigenes Ritual am Nachmittag mit Kaffee samt Schlagobers. Wir neigen auch dazu, gewisse Lebensmittel im Alltag namentlich zu verniedlichen, damit auch zu verharmlosen und auf jeden Fall deutlich kleiner zu machen, auf dass es nicht so ins Gewicht falle. Man denke an das Krügerl, das Seiterl, das Achterl, das Semmerl, das Kipferl, das Mohnweckerl, das Käsestangerl, das Kekserl, das Hendl, das Gansl, das Schnitzerl und das Stamperl. Und das Ergebnis ist dann oft das kleine Baucherl. Diese lieben Endungen bestätigen die in Österreich vorhandene Ess-, Trink-, Jausen-, Bäckerei-, Kaffeehaus- und Wirtshauskultur, die es in dieser speziellen Mischung ja auch wirklich nur in unserem Land genau so gibt. Und deshalb haben wir in Österreich einfach viele Menschen mit Übergewicht, das sich ab einem Gewissen Grad auch in punkto Gesundheit negativ bemerkbar macht.

„Dann essen Sie halt einfach weniger und machen ein bissl Sport" wird übergewichtigen Personen immer noch meist geraten. Der Ratschlag, in dem eigentlich auch ein Vorwurf steckt, klingt simpel – und stimmt rein theoretisch ja auch. Denn wer mehr Energie verbraucht, als er aufnimmt, nimmt ab.

Doch in der Realität ist unser Körper einfach kein Taschenrechner, sondern ein über Jahrmillionen erschaffenes hochkomplexes biologisches und vor allem hormonelles System, das mit erstaunlicher Intelligenz auf etwaige Veränderungen reagiert. Wenn wir die Kalorienzufuhr drastisch reduzieren, schaltet der Körper vor lauter Angst in den Sparmodus. Der Grundumsatz – also die Energie, die wir in Ruhe verbrennen – sinkt dadurch. Wir fühlen uns müde, frieren leichter und haben weniger Antrieb. Gleichzeitig steigt das Hungergefühl, weil Hormone wie Ghrelin, das Hungerhormon, ausgeschüttet werden. Der Körper verteidigt sein Gewicht also aktiv, aus evolutionärer Sicht will er uns so vor der jetzt kommenden Hungersnot oder dem Hungertod schützen.

Auch Sport ist ein zweischneidiges Schwert: Bewegung verbrennt zwar Kalorien, aber der Körper kompensiert dies oft unbewusst. Nach dem Training steigt der Appetit, oder wir bewegen uns dann im Alltag automatisch weniger, weil wir einfach müde davon sind. Außerdem ist die tatsächliche Kalorienverbrennung oft geringer, als viele Fitness-Apps versprechen – man muss nämlich ganz schön viel Sport machen, um nennenswerte Kalorien zu verbrennen: Auch wenn man insgesamt über mehrere Tage insgesamt zehn Stunden joggen geht, wird man es nicht schaffen, ein Kilogramm Fett zu verbrennen. Und zehn Stunden joggen schaffen zwar viele sportlich aktive und gesundheitsbewusste Menschen, aber genau die sind ja üblicherweise nicht übergewichtig. Wirklich übergewichtige Patienten können in vielen Fällen gar nicht daran denken, Sport zu machen, ganz abgesehen vom richtigen Tun.
Hinzu kommt die individuelle Biologie:

- Menschen unterscheiden sich in ihrer Insulinempfindlichkeit, im Mikrobiom und im Hormonhaushalt.

- Manche lagern Energie besonders leicht als Fett ein, andere verbrennen sie schneller.
- Genetik, Alter, Geschlecht und Vorerkrankungen spielen eine große Rolle.

Darum ist Abnehmen mehr als nur „Kalorien rein, Kalorien raus“. Es erfordert ein feines Zusammenspiel aus Ernährung, Bewegung, Hormonbalance, Schlaf, Stressmanagement und manchmal auch medizinischer Unterstützung.

Moderne Ansätze wie die Abnehmspritze, funktionelle Medizin oder personalisierte Ernährungsstrategien setzen genau hier an – sie berücksichtigen die biologische Realität, die einfache Diäten ignorieren. Abnehmen bedeutet also nicht, dem Körper etwas wegzunehmen, sondern besser und intelligenter mit ihm zusammenzuarbeiten. Und es bewirkt einen massiven Gesundheitsgewinn. Da kann die Abnehmspritze das richtige Instrument sein.

Die größten Selbstlügen beim Abnehmen

1. „Ich esse eh fast nichts.“

Meist werden Snacks, Getränke und Kleinigkeiten nicht „mitgezählt“, summieren sich aber deutlich.

2. „Das Bissl macht keinen Unterschied.“

Jeder zusätzliche Bissen kann bei Regelmäßigkeit die Energiebilanz ins Kippen bringen.

3. „Nächste Woche starte ich dann aber richtig.“

Aufschieben ist ein häufiges Zeichen dafür, dass man den Plan noch nicht innerlich verankert hat.

4. „Mein Stoffwechsel ist schuld, nicht ich. Das ist vererbt."
In den meisten Fällen bestimmen Gewohnheiten und Bewegung den Energieverbrauch stärker als der Grundstoffwechsel der Genetik.

5. „Ich habe heute fast nichts gegessen, also darf ich jetzt extra."
Kompensationsdenken führt fast immer zu Überessen.

6. „Ohne Süßes geht es bei mir nicht."
Zuckerabhängigkeit ist ein erlerntes Belohnungsmuster und kein körperliches Grundbedürfnis.

7. „Der Sport verbrennt das schon wieder."
Training verbrennt weniger Kalorien, als die meisten Leute glauben.

8. „Gesund kann man essen, so viel man will."
Auch gesunde Nüsse, wertvolle Öle und Obst liefern schnell viele Kalorien.

9. „Der Schlaf ist nicht wichtig, es zählen nur die Kalorien."
Schlafmangel erhöht die Hungerhormone und verschlechtert die Kontrolle über unser Essverhalten.

10. „Wenn die Spritze wirkt, muss ich nichts an meinem Verhalten ändern."
Ohne Verhaltensanpassung kehrt das Gewicht nach dem Absetzen meist zurück.

11. „Abends trinke ich manchmal, um vom Stress runterzukommen."
Alkohol hilft vielleicht kurz bei der Entspannung, hemmt aber die Fettverbrennung und erhöht den Hunger am nächsten Tag.

Volkskrankheit Übergewicht

Natürlich wird in Österreich zu viel gegessen, so wie in allen industrialisierten Ländern der Welt. Es herrscht eine weltweite Adipositas-Epidemie. Das Übergewicht wird zusätzlich von einem Diabetes-Tsunami weltweit begleitet. Potenziert wird das zu viele und ungesunde Essen von einer Bewegungsarmut, wie sie im Laufe der menschlichen Evolution noch nie passiert ist. Einerseits hat sich das tägliche Leben verändert, und wir müssen uns im Alltag fast nicht mehr bewegen. Andererseits führt Übergewicht dazu, dass Bewegung, und wir reden gar nicht von echtem Sport, kaum noch schmerzfrei möglich ist. Knapp 66 Prozent der Österreicher über 15 Jahre leiden zudem an einer chronischen Erkrankung oder Gesundheitsproblemen. Das hat zu 59 Prozent orthopädische Ursachen, betrifft also den Bewegungsapparat, der funktionsreduziert ist. Die zweithäufigste Ursache für Krankenstände und auch vorzeitige Pensionsantritte waren im Jahr 2022 in Österreich ebenfalls orthopädische Probleme. Das bedeutet, es gibt immer mehr Menschen, die sich nicht schmerzfrei bewegen können, denen also der Rat, gegen Übergewicht „ein bissl Sport" zu treiben, gar nicht helfen kann. Bewegung, so sinnvoll sie als Unterstützung beim Gewichtsverlust ist, ist also für viele einfach nicht durchführbar. Genau hier kann die Abnehmspritze wieder ihren wichtigen Beitrag leisten, weil sie die fehlende Bewegung bei Übergewichtigen zumindest teilweise kompensieren kann. Übergewicht ist außerdem generell kein Zeichen von Schwäche oder mangelnder Disziplin – es ist das Ergebnis zahlreicher biologischer, gesellschaftlicher und psychologischer Faktoren, die in Kombination den Körper oft in die anhaltende und chronische „Speicherstellung" bringen. Was aber sind die weiteren Gründe dafür?

1. Die leider intelligente Biologie des Menschen

Unser Körper ist evolutionär darauf programmiert, Energie zu speichern, um Hungerperioden zu überstehen, denn davon gab es früher sehr viele. Damals halfen Hormone der Menschheit zu überleben. Doch die Zeiten haben sich geändert: Heute ist genug Nahrung verfügbar, oft ist sie aber sehr kalorienreich und leider auch nährstoffarm. Hormone wie Insulin, Leptin, Ghrelin und Cortisol steuern Hunger, Sättigung und Fetteinlagerung. Bei Dysbalancen – etwa durch Stress, Schlafmangel oder hormonelle Veränderungen – wird die Fettverbrennung gehemmt und das Hungergefühl steigt. Genetik spielt ebenfalls eine Rolle: Manche Menschen speichern leichter Fett oder fühlen sich weniger satt. Hormonelle Störungen begünstigen das Übergewicht zusätzlich. Und natürlich nehmen der Grundumsatz und die Muskulatur ab einem gewissen Alter laufend und kontinuierlich ab, wodurch sich eine kleine laufende Gewichtszunahme auch bei gleicher Nahrungsmenge zu Übergewicht entwickeln kann.

2. Unsere moderne Ernährung und unsere Essgewohnheiten

Moderne Ernährung ist hochverarbeitet, zucker- und fettreich und täuscht den Körper über Energiebedarf und Sättigung hinweg. Viele Menschen essen definitiv zu schnell, zu unregelmäßig, zu häufig und oft unter Stress oder auch unter emotionalem Druck. Die Folge: Insulinspitzen, Heißhungerattacken und ständige Gewichtszunahme, selbst bei scheinbar moderatem Essen. Auch flüssige Kalorien, Snacks zwischendurch und versteckter Zucker tragen massiv zur Gewichtszunahme bei. Ein durchschnittlicher Erwachsener steckt sich 19 bis 24 Mal täglich etwas in den Mund, häufig tatsächlich unbewusst. Es ist die dauernde Verfügbarkeit, die uns zu diesem Verhalten verleitet.

3. Sitzen ist das neue Rauchen

Der Alltag vieler Menschen spielt sich mittlerweile sitzend ab – im Büro, im Auto und vor dem Bildschirm. Die Muskeln bauen sich ab, der Grundumsatz sinkt, und die Fähigkeit, Kalorien überhaupt verbrennen zu können, wird geringer. Selbst kleine Alltagsbewegungen, die früher selbstverständlich waren, fehlen heute weitgehend. Wir bewegen uns einfach zu wenig. Der Mensch und sein Stoffwechsel sind aber für tägliche Bewegung gebaut.

4. Zu viel Stress und schlechter Schlaf

Chronischer Stress aktiviert das Hormon Cortisol, das Fett vor allem im Bauchbereich speichert und den Muskelaufbau hemmt. Schlechter Schlaf, oft als Folge des Stresses, verstärkt diesen Effekt zusätzlich. Die Hungerhormone steigen, die Sättigungshormone sinken dadurch, was über die Dauer zur schleichenden Entwicklung von Übergewicht führen kann.

Wenn unser Energielevel dann fällt, entsteht oft weiterer Heißhunger und leider ein Mehr an Appetit. Oft verlangsamt sich dann noch der schon träge Stoffwechsel weiter mit entsprechenden Folgen auf der Waage. Stress und schlechter Schlaf sind zwei Hebel, die großen Erfolg bringen können, wenn man sich ihnen widmet.

5. Unser Way of Life

Übergewicht ist mit Sicherheit auch ein gesellschaftliches Problem: Wer in Städten lebt, hat einfach weniger Möglichkeiten für Bewegung. Der öffentliche Verkehr bringt uns direkt von A nach B, und man geht kaum noch zu Fuß. An jeder Ecke gibt es Nahrung in Form von Snacks und Fastfood. Die massive Werbung für ungesunde Ernährung beeinflusst unser Konsumverhalten unbewusst. Wir essen oft unter Zeitdruck und Stress, schauen dabei fern oder surfen im Internet und essen dadurch mehr. Für die schnelle, aber ungesunde To-Go-Ernährung spricht außerdem oft ein finanzieller Faktor, weil es eben doch günstiger ist als das Essen in einem Restaurant.

6. Psychologie und Verhalten

Unser Essverhalten wird geprägt von unseren Emotionen und unseren Gefühlen. Frust, Ärger, Sorgen, Liebeskummer, depressive Verstimmungen, Überforderung und Langeweile wirken leider auch als

Motivatoren für unser Essverhalten, weil Essen guttun, glücklich machen und – scheinbar – bei Sorgen aller Art helfen kann. Viele Menschen greifen deshalb zu Essen als Stressbewältigung oder Belohnung, was die weitere Gewichtskontrolle natürlich erschwert. Zusätzlich prägen Essgewohnheiten aus unsere Kindheit unser ganzes Leben. Man erinnere sich nur daran, wie unsere Mütter uns quasi gezwungen haben, immer den Teller leer zu essen, weil Essen als wertvoll und teuer galt und nicht weggeworfen werden durfte. Dabei können wir uns von Kindern richtiges Essverhalten abschauen: Wenn ein Kind satt ist, dann hört es einfach zu essen auf.

7. Medizinische Einflüsse

Auch chronische Erkrankungen wie Diabetes Typ 2, PCOS, das polyzystische Ovarialsyndrom, oder die häufige latente Schilddrüsenunterfunktion begünstigen das Entstehen von Übergewicht. Zudem fördern einige Medikamente wie Kortison, Antidepressiva und manche Antidiabetika die Gewichtszunahme. Gerät das sensible Hormongleichgewicht in den Wechseljahren aus dem Gleichgewicht, können diese Defizite ebenfalls zur laufenden Gewichtszunahme führen.

Auch der Darm und das Mikrobiom spielen eine wichtige Rolle. Denn der Darm ist weit mehr als nur ein Verdauungsorgan: Er ist ein Steuerzentrum für den Stoffwechsel, die Hormone, das Immunsystem und den Appetit. Im Darm lebt unser Mikrobiom, eine riesige Gemeinschaft aus Billionen von Bakterien. Und mit diesen Bakterien leben wir in einer Symbiose. Wir essen Nahrung, und als Gegenleistung sorgen die unterschiedlichen Bakterien dafür, dass es uns gut geht und dass alles funktioniert. Ihre Zusammensetzung wird durch unser Verhalten bestimmt: was und wie oft wir essen, wie wir unseren Alltag gestalten, ob wir Bewegung machen, ob wir an Stress leiden. Unsere Mitbewohner beeinflussen also, wie effizient wir all die verschiedenen

Nährstoffe aufnehmen, wie schnell wir Kalorien verbrennen und sogar, welche Lebensmittel wir gern haben. Ein gesundes und vor allem vielfältiges Mikrobiom fördert eine bessere Insulinempfindlichkeit, senkt stille Entzündungen und unterstützt damit das Abnehmen. Fällt dieses Gleichgewicht, zum Beispiel durch pH-Wert-Änderungen im Darm, können Heißhunger, Blähungen und eine langsamere Fettverbrennung die Folge sein. Das Mikrobiom beeinflusst auch Leber, Galle und Bauchspeicheldrüse – also die gesamte Verdauung und Verwertung. Störungen können sich schließlich in den Verdauungsenzymen zeigen, dann in einer schlechten Verdauung mit Fäulnis- und Gasbildung und das schädigt wiederum das Mikrobiom und die Darmschleimhaut selbst und kann zu einem *Leaky Gut*, also einer durchlässigeren Darmwand, führen, die wiederum Entzündungen auslösen kann.

Einige dieser Faktoren kann man bereits positiv beeinflussen, manches benötigt noch weitere Forschung. Gerade zum Thema Mikrobiom warten spannende Zeiten auf uns. Was wir aber bereits wissen, ist, dass es ein Mikrobiom gibt, das Übergewicht begünstigt, und dass es ein Mikrobiom gibt, das vor Gewichtszunahme schützt.

Übergewicht ist also das Ergebnis eines komplizierten Zusammenspiels aus Emotionen, Genetik, Hormonen, Lebensstil und Umwelt. Dementsprechend ist Abnehmen nicht allein eine Frage der Willenskraft und des Starkseins. Wer aber die Ursachen versteht, kann ganz gezielt ansetzen, um gesund Gewicht zu verlieren und dies langfristig zu halten.

Insgesamt wird oft vor allem die Kalorienaufnahme unterschätzt, teils sogar um bis zu 50 Prozent! Dadurch entsteht eine enorme Differenz zum tatsächlichen Bedarf: Alle Teilnehmenden in einer Studie dazu nahmen im Schnitt trotz Diät 900 Kalorien mehr auf, als sie selbst dachten beziehungsweise angaben. Das entspricht der doch beträchtlichen Menge von ganzen drei Cheeseburgern von McDonalds.

Man unterschätzt dabei zum Beispiel die definitiv oft doch beträchtliche Menge an Nudeln oder Reis, aber auch die vermeintlich kleine Menge Öl beim Kochen oder als Salatdressing. Auch Nüsse, das angeblich gesunde Fruchtjoghurt, das „kleine" Eis, der Schluck Milch oder Schlagobers im Kaffee und die paar kleinen Snacks für die Seele summieren sich schnell.

Hack: Eine Woche lang die gesamte Nahrung mittels Apps wie MyFitnessPal genau tracken. Dann weiß man auch Bescheid, was wirklich täglich an Kalorien aufgenommen wird.

„Ich kann gar nichts dafür" – Übergewicht und Genetik

Studien zeigen: 40 bis 70 Prozent der Anfälligkeit für Übergewicht sind genetisch bedingt. Das heißt, gewisse Gene legen fest, wie effizient wir Kalorien verbrennen, wie stark wir Hunger spüren und wie leicht wir Fett speichern. Die restlichen 30 bis 60 Prozent entfallen auf Umwelt- und natürlich Verhaltensfaktoren: Ernährung, Bewegung, Schlaf, Stress, unsere Psyche, Disziplin beim Essen, Nahrungsqualität und soziale Gewohnheiten.

Aber trotz dieser Zahlen bestimmten die Gene *nicht*, ob jemand übergewichtig wird – sie legen nur fest, wie leicht oder schwer es ist, das Gewicht zu halten. Wer eine ungünstige Genetik hat, muss im Alltag deutlich mehr gegensteuern, um schlank zu bleiben. Gene laden also die Waffe – unser Verhalten aber drückt den Abzug. Unsere Gene schaffen die Voraussetzungen, doch unser Lebensstil entscheidet, ob Übergewicht tatsächlich entsteht. Träger dieser Gene haben zwar tatsächlich biologische Nachteile, alleine das bedeutet aber noch lange nicht, dass Übergewicht zwingend entstehen muss.

Gewisse Gene wie MC4R (Melanocortin-4-Rezeptor) beeinflussen das Hunger- und Sättigungszentrum im Hypothalamus. Varianten dieses Gens führen dazu, dass Betroffene weniger Sättigung spüren und leichter zu viel essen. Auch LEP (Leptin-Gen) und LEPR (Leptin-

Rezeptor) spielen eine Rolle: Wenn die Signalwirkung des Sättigungshormons Leptin gestört ist, bleibt das Hungergefühl länger und stärker bestehen. Varianten im FTO-Gen (*Fat Mass and Obesity-associated Gene*) sind stark mit Adipositas assoziiert. Sie erhöhen die Tendenz, Fett zu speichern, und senken gleichzeitig den Grundumsatz. Gene, die die Thermogenese im wichtigen braunen Fettgewebe beeinflussen, entscheiden mit darüber, wie effizient Kalorien in Wärme statt in Fett umgewandelt werden. Genvarianten, die zu einer erhöhten Insulinresistenz führen, fördern Gewichtszunahme. Denn ein hoher Insulinspiegel begünstigt ja die Fettspeicherung. Manche Gene beeinflussen auch die Dopamin-Rezeptoren. Das kann dazu führen, dass Essen bei manchen Menschen viel stärker als emotionale Belohnung und Befreiung empfunden wird und Heißhunger auf hochkalorische Lebensmittel deshalb leichter entsteht.

Aber die Gene allein erklären Übergewicht nicht. Auch die Epigenetik spielt eine Rolle, also welche Gene zu welchem Zeitpunkt aktiv sind oder auch durch Umwelteinflüsse verändert werden. Solche epigenetischen Veränderungen können Gene „an- oder abschalten" und die Neigung zu Übergewicht zusätzlich verstärken – etwa durch die Ernährung der Mutter in der Schwangerschaft, durch frühen Stress oder Traumata oder auch durch den Lebenswandel. Epigenetik ist allerdings noch nicht messbar, und auch Gentests bieten leider bis dato noch kaum echten therapeutischen Nutzen. Man weiß dann nur, wo man genetische Defizite hat, und kann dieses Wissen vielleicht in den Alltag integrieren: Etwa, welche Lebensmittel man besser verstoffwechseln kann, auf welche man besser verzichten sollte, und ob man eher der Kohlehydrat- oder der Fett-Typ ist. Tatsache ist aber, dass es mehr als 140 Gene sind, die an der Entstehung von Übergewicht beteiligt sind. Es gibt keinen für die Öffentlichkeit verfügbaren Gentest, der das alles austesten kann.

Entscheidend sind und bleiben unser Verhalten, unsere Körperintelligenz und allenfalls unser stetiger Kampf gegen „böse" Gene. Aber auch unser Verhalten zum Thema Ernährung unseren Kindern gegenüber kann entscheidend sein. Denn es wird über die Erziehung an die Kinder „vererbt", und schlechte Muster werden gern von der nächsten Generation weitergeführt. Das erklärt auch Familien, in denen Übergewicht vermehrt vorhanden ist – meist sind nicht (nur) die Gene schuld, sondern das weitergegebene Essverhalten.

Die Beurteilung des Übergewichts in Zahlen

Wie wissen wir eigentlich, ob wir zu dick sind? Lange Zeit wurde dazu der Body Mass Index (BMI) genutzt. Er ist eine einfache und alte Formel, die das Körpergewicht zur Körpergröße ins Verhältnis setzt, genauer gesagt: Das Gewicht in Kilogramm wird durch die Größe in Metern zum Quadrat geteilt. Klingt kompliziert, ist es aber nicht, es gibt online viele Rechner dafür. Der BMI dient seit Jahrzehnten als Orientierung, ob ein Mensch Normalgewicht, Übergewicht oder Adipositas hat. Allerdings misst er nur das Gewicht – nicht, ob es sich dabei um Fett, Muskeln oder Wasser handelt. Ein durchtrainierter Sportler kann deshalb laut BMI „übergewichtig" sein, obwohl er kaum Fett hat. Der BMI ist also nur ein grobes Maß, aber nach wie vor nützlich, um in der Bevölkerung Gesundheitsrisiken und Übergewicht einmal einzuschätzen.

Kategorie	BMI (kg/ m^2)
Untergewicht	unter 18,5
Normalgewicht	18,5 bis 24,9
Übergewicht	25 bis 29,9
Adipositas Grad I	30 bis 34,9
Adipsitas Grad II	35 bis 39,9
Adipositas Grad II (stark)	ab 40

Wenn man es etwas genauer wissen will, dann ist die Messung des BRI sinnvoll, also des Body Roundness Index (BRI). Dieser wurde entwickelt, um die Schwächen des BMI auszugleichen. Während der BMI nur Gewicht und Größe berücksichtigt, fließt beim BRI auch der Taillenumfang mit ein. So lässt sich nicht nur das Gewicht, sondern vor allem die Körperform und Fettverteilung besser bewerten. Das ist wichtig, weil Bauchfett, unser sogenanntes viszerales Fett, ein viel größeres Risiko für Herz-Kreislauf-Erkrankungen, Diabetes und Stoffwechselstörungen darstellt als Fett an Hüfte oder Oberschenkeln.

- Ist der BRI kleiner als 3,41, entspricht das einer ideal sehr schlanken Körperform.
- Je höher der Wert, desto größer das Risiko für durch Übergewicht ausgelöste Erkrankungen.
- Studien zeigen: Der BRI ist ein besserer Prädiktor für Herzinfarkt- und Diabetesrisiko als der BMI allein. Ein BRI größer als 6,91 weist auf ein deutlich erhöhtes Gesundheitsrisiko hin.

Merksatz dazu: Der BMI misst das Gewicht – der BRI verrät das Risiko. Alles, was Sie dazu brauchen, ist ein Maßband, um den Taillenumfang zu messen. Dann geben Sie am besten alles online in einen Rechner ein und schauen, ob und wie stark Ihre Gefährdung ist.

Der Taillenumfang – ein wichtiger Risikofaktor für die Gesundheit

Übergewicht allein sagt oft noch nicht genug über das tatsächliche Gesundheitsrisiko aus. Entscheidend ist, wo das Fett im Körper liegt. Fett im Bauchbereich, das viszerale Fett, liegt um innere Organe wie Leber, Herz und Bauchspeicheldrüse. Es ist stoffwechselaktiv und produziert sehr viele Hormone sowie entzündungsfördernde Substanzen. Zu viel Bauchfett erhöht daher das Risiko für Herz-Kreislauf-Erkrankungen, Typ-2-Diabetes, Bluthochdruck, Fettstoffwechselstörungen und sogar bestimmte Krebsarten.

Der Taillenumfang ist ein einfacher, aber aussagekräftiger Marker für viszerales Fett. Studien zeigen, dass Menschen mit einem hohen Taillenumfang ein deutlich höheres Risiko für Herzinfarkte, Schlaganfälle und Stoffwechselkrankheiten haben, selbst wenn ihr BMI noch im Normbereich liegt. Schon geringe Reduktionen des Bauchumfangs von zwei bis fünf Zentimetern senken nachweislich das Risiko für Herz-Kreislauf-Erkrankungen und Stoffwechselstörungen. Wer seinen Taillenumfang kennt und regelmäßig kontrolliert, hat ein wertvolles Werkzeug, um die eigene Gesundheit aktiv zu steuern.

Doch der Taillenumfang ist nicht nur ein Marker für viszerales Fett und Gesundheitsrisiken, er steht auch in direkter Verbindung mit dem Hormon Testosteron. Vor allem bei Männern gilt: Je mehr Bauchfett, desto niedriger der Testosteronspiegel – selbst bei ansonsten gesunden Männern mittleren Alters. Warum Bauchfett das Testosteron senkt? Viszerales Fett ist stoffwechselaktiv und produziert entzündungsfördernde Botenstoffe. Diese fördern die Umwandlung von Testosteron in Östrogen und hemmen gleichzeitig die körpereigene Testosteronproduktion. Das Ergebnis: Weniger Testosteron im Blut und dadurch weniger Muskelaufbau und langsamerer Stoffwechsel mit mehr Fetteinlagerung, insbesondere am Bauch. So entsteht ein Teufelskreis. Wenn das Testosteron niedrig ist, speichert der Körper leichter Bauchfett, die Fettverbrennung verlangsamt sich, und selbst sportliche Betätigung führt nur schwer zu sichtbaren Ergebnissen.

Auch Frauen sind davon betroffen, denn Testosteron (und DHEA als Vorstufe) beeinflusst auch ihre Körperzusammensetzung. Niedrige Androgenspiegel können die Fettverteilung Richtung Bauch begünstigen, während ein stabiler Spiegel hilft, Muskelmasse zu erhalten und viszerales Fett zu reduzieren.

Die gute Nachricht ist: Dieser Hormonspiegel kann bei Mann und Frau gut und einfach beeinflusst und optimiert werden. Eine gute Basisdiagnostik lohnt sich also, genauso wie das Maßband hervorzuholen und einmal nachzumessen.

Good to know | Wie wird der Taillenumfang gemessen?

- Morgens vor dem Essen
- Stehend bei entspannter Atmung
- Maßband auf Höhe des Bauchnabels oder oberhalb der Hüftknochen anlegen
- Maßband sollte nicht einschneiden, locker anliegen und gerade sein
- Beim Messen den Bauch nicht einziehen oder ausstrecken
- Den Wert in Zentimetern notieren
- Es gibt eigene Maßbänder dafür im Internet zu kaufen
- Die Empfehlungen der WHO (World Health Organization) geben klare Richtwerte vor:

Geschlecht	Risiko gering	erhöht	deutlich erhöht
Frauen	< 80 cm	80–88 cm	> 88 cm
Männer	< 94 cm	94–102 cm	> 102 cm

Wer diese Werte überschreitet, sollte Lebensstilmaßnahmen prüfen – Ernährung, Bewegung, Schlaf und Stressmanagement – und im Zweifel ärztliche Kontrolle einplanen.

Warum ist Übergewicht eigentlich so schädlich?

Übergewicht ist mehr als ein kosmetisches Problem – es ist eine echte Belastung für den gesamten Organismus. Das viszerale Fett, das die inneren Organe umgibt, ist stoffwechselaktiv und produziert Hormone, Enzyme und entzündungsfördernde Botenstoffe. Diese haben weitreichende Konsequenzen für Herz, Gefäße, Leber, Nieren und sogar das Gehirn. Menschen mit Übergewicht haben häufig erhöhten Blutdruck, gestörte Blutfettwerte und Insulinresistenz, wodurch das Risiko für Herzinfarkt, Schlaganfall und Typ-2-Diabetes deutlich steigt. Die Fettzellen selbst wirken wie kleine Entzündungsherde: Sie produzieren Substanzen, die chronische Entzündungen fördern und damit die Blutgefäße, das Herz und die Organe zusätzlich belasten. Auch die

Leber leidet unter überschüssigem Fett. Eine sogenannte Fettleber kann langfristig zu Leberentzündung und Leberfunktionsstörungen führen. Die Nieren werden durch erhöhten Blutdruck, Zucker und Entzündungsstoffe stärker belastet, was über die Jahre die Funktion einschränken kann.

Übergewicht beeinflusst zudem Hormone und Stoffwechsel: Testosteron sinkt bei Männern, Östrogen und Progesteron bei Frauen geraten aus dem Gleichgewicht, Insulinspitzen nehmen zu, der Grundumsatz sinkt, und Muskeln bauen sich leichter ab. All diese Veränderungen erschweren das Abnehmen und fördern eine weitere Gewichtszunahme – ein Teufelskreis, der sich selbst verstärkt. Auch die Psyche leidet: Übergewicht erhöht das Risiko für Depressionen und Angststörungen. Müdigkeit, Antriebslosigkeit und negative Selbstwahrnehmung sind zudem häufige Begleiter, die den sozialen Rückzug fördern. Übergewicht erhöht außerdem das Risiko für Morbus Parkinson und Alzheimerdemenz. In den USA wird Alzheimer häufig bereits als „Typ-3-Diabetes" bezeichnet, was sich im Zusammenhang mit der Insulinresistenz erklärt.

Auch zwischen Übergewicht und Krebs besteht ein statistischer Zusammenhang: Es besteht ein siebenfach erhöhtes Risiko, als Frau mit Adipositas an Gebärmutterkrebs zu erkranken. Das Risiko für Speiseröhrenkrebs ist 2,4 bis 4,8 mal so groß, je nach Schwere des Übergewichtes, jenes für Leber- und Nierenkrebs verdoppelt sich. Die Wahrscheinlichkeit für Dickdarmkrebs ist bis zu 35 Prozent, die für Brustkrebs bis zu 20 Prozent erhöht. Das sind ganz nüchterne wissenschaftliche Daten, die ungeschönt ausdrücken, dass Adipositas eben auch die Krebsentstehung massiv fördert.

Selbst kleine Gewichtszunahmen wirken sich aber auf den gesamten Körper aus: Gelenke werden stärker belastet, die Beweglichkeit nimmt ab, und das Risiko für Arthrose, Rückenprobleme und Stürze steigt. Die Haut wird durch Dehnung und Reibung belastet, was zu Irritationen und Entzündungen führen kann.

Kurz gesagt: Übergewicht ist ein systemisches Problem, das fast alle Organsysteme betrifft und die Lebenserwartung senkt. Doch schon kleine Reduktionen von 5 bis 10 Prozent des Körpergewichts können diese Belastungen deutlich mindern, das Risiko für chronische Erkrankungen senken und die Lebensqualität erheblich verbessern. Geschieht aber nichts, kann aus Übergewicht langsam und unbemerkt das sogenannte metabolische Syndrom werden.

Das metabolische Syndrom

Das metabolische Syndrom ist kein einzelnes Problem, sondern ein Komplex von Stoffwechselstörungen, der das Risiko für Herz-Kreislauf-Erkrankungen, Typ-2-Diabetes und Schlaganfälle deutlich erhöht. Es betrifft weltweit immer mehr Menschen, insbesondere Übergewichtige zeigen ein stark erhöhtes Risiko, daran zu erkranken. Dabei treffen mehrere Faktoren zusammen: eine Insulinresistenz, Übergewicht mit erhöhtem Taillenumfang, hoher Blutdruck und eine im Labor nachgewiesene Fettstoffwechselstörung bezüglich Cholesterin und Triglyzeriden. Meist ist das Ganze noch mit erhöhten Entzündungswerten im Blut gekoppelt, die das Geschehen noch verstärken. Diese Faktoren wirken synergistisch, das heißt, sie verstärken sich gegenseitig. Bauchfett produziert entzündungsfördernde Botenstoffe, die Insulinresistenz fördern; Insulinresistenz begünstigt weitere Fetteinlagerung, besonders im Bauch. Menschen mit metabolischem Syndrom kämpfen außerdem häufig mit Heißhunger, gestörter Blutzuckerregulation und Energiemangel. Der Körper befindet sich im „Sparmodus“: Der Grundumsatz sinkt, die Fettverbrennung ist blockiert, Muskelabbau wird begünstigt. Traditionelle Diäten zeigen hier oft nur geringe Erfolge, weil der hormonelle Hintergrund nicht berücksichtigt wird.

GLP-1-Analoga, also Abnehmspritzen, als unterstützende Therapie wirken nicht nur auf das Gewicht, sondern greifen direkt in die Mechanismen des metabolischen Syndroms ein. Sie unterbrechen den Teufelskreis von Bauchfett, Insulinresistenz und Entzündung, wodurch Gesundheitsrisiken deutlich sinken. Denn Abnehmen allein reicht in diesem Fall oft nicht aus. Die Abnehmspritzen dagegen bieten eine gezielte, wissenschaftlich belegte Möglichkeit, die Hormon- und Stoffwechselblockaden zu durchbrechen, viszerales Fett zu reduzieren und somit langfristig das Risiko für Diabetes, Herzinfarkt und Schlaganfall zu senken.

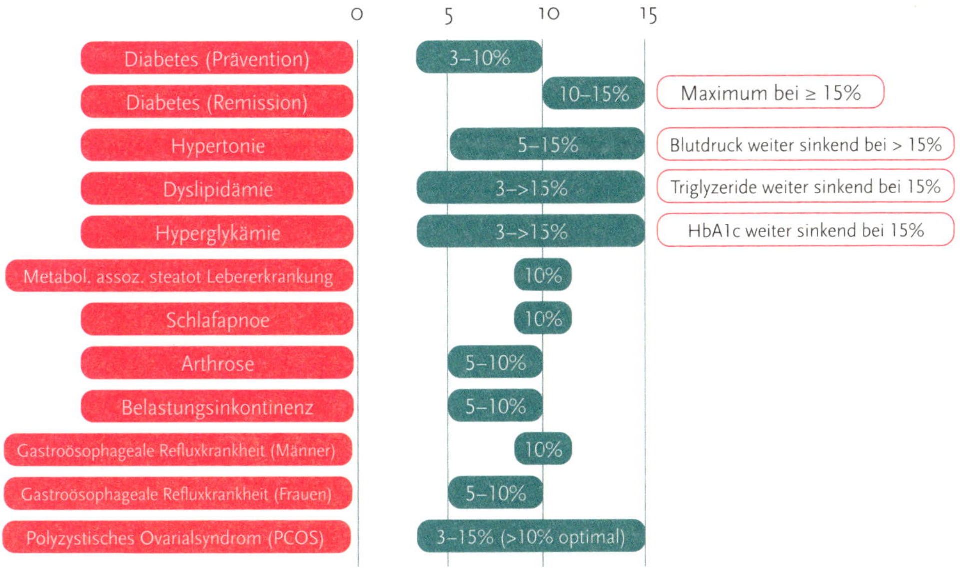

Abb I: Erforderliche Gewichtsreduktion, um positive Effekte auf Begleiterkrankungen von Übergewicht und Adipositas zu erreichen.

Das Abnehmen und der Stoffwechsel an sich

Erfolgreiches und nachhaltiges Abnehmen ist eine der größten Herausforderungen unserer Zeit – und das nicht ohne Grund. Der menschliche Körper ist darauf programmiert, Energie zu speichern – nicht, sie abzugeben. Komplexe hormonelle Prozesse, allen voran die Wirkung von Insulin, bestimmen, ob der Körper Fett abbaut oder speichert. Insulin reguliert gemeinsam mit Glukagon und Kortisol den Blutzuckerspiegel und fördert die Energiespeicherung. Doch bei vielen Menschen ist dieses fein abgestimmte System aus dem Gleichgewicht geraten.

Wenn wir essen, vor allem bei Kohlehydraten, steigt der Blutzuckerspiegel. Der Körper registriert das und sendet Insulin aus der Bauchspeicheldrüse, um den Zucker in jede Zelle unseres Körpers zu bringen, denn dort wird er als Energieproduzent gebraucht. Wenn kein Treibstoff in Form von Zucker mehr kommt, gehen die Zellen zugrunde und wir würden sterben. Der Körper braucht also Zucker, um zu funktionieren, und kann ihn auch aus Eiweiß oder Fett selbst herstellen. Doch leider haben wir in unserer modernen Zeit einen Zucker-Überfluss. Und so wie immer im Leben gilt: Zu viel ist auch wieder nicht gut!

Die Regulation des Zuckers erfolgt über Insulin und über Glukagon. Insulin ist das Hormon, das die Menschheit im Laufe der letzten 100.000 Jahre vor dem Aussterben gerettet hat. Denn in der Steinzeit – und noch früher – hatten unsere Vorfahren wenig, selten und unregelmäßig zu essen. Fleisch oder Knochen, und damit auch Fett, waren nur verfügbar, wenn man Tiere jagte und auch erlegte. Kohlehydrate gab es noch nicht wirklich zu jener Zeit. Man aß zwar saisonales Wildgemüse, Grünzeug, Blätter und lokales Obst, vielleicht manchmal etwas Honig aus einem Bienenstock, das aber sicher nicht sehr häufig und sicher nicht täglich. Auch Weizen, Mehl und Brot gab es noch nicht.

Aber da der Körper schlau ist, und die Natur noch schlauer, gibt es das Hormon Insulin. Das gibt beim Essen und während der Verdauung den biologischen Befehl, Eiweiß und Fett aufzuheben und im Körper zu speichern, um für schlechte Tage ohne Nahrung gerüstet zu sein. Denn die gab es ja damals häufig.

Insulin ist also das Hormon, das nach dem Essen Zucker aus dem Blut in die Zellen bringt. Wenn der Insulinspiegel hoch ist, wird Energie gespeichert und die Fettverbrennung ist dann blockiert. Nur wenn er niedrig ist, kann der Körper gespeichertes Fett nutzen. Häufiges

Essen und viele schnell wirksame Kohlehydrate halten den Insulinspiegel aber dauernd oben. Dadurch entsteht Heißhunger, weniger Sättigung und Gewichtszunahme. Insulin steuert so nicht nur den Blutzucker, sondern auch Hunger, Energie, Gewicht und Fettabbau.

Zucker kann der Mensch aber nur begrenzt in Form von Stärke speichern, diese Vorräte reichen bei einem erwachsenen Menschen circa drei Tage, bis sie aufgebraucht sind. Wenn Stärke aber schon gespeichert ist und alle Depots in den Muskeln oder der Leber vollgefüllt sind, wird überschüssiger Zucker in Form von Fett am Bauch und an den Hüften gespeichert. Insulin ist also ein Fettspeicherhormon, deshalb macht es Sinn, sich als abnehmwillige Person etwas genauer damit zu beschäftigen.

Heutzutage essen wir nicht nur zu viel, sondern vor allem leider auch zu häufig. Für dieses Kohlehydratüberangebot von früh bis spät ist unser Körper aber nicht gebaut. Durch das zu häufige Essen haben wir einen zu hohen Insulinspiegel, weil es ja dauernd wegen der laufend ankommenden Kohlehydrate ausgeschüttet wird. Bleibt das über Jahre so, ist eine Insulinresistenz die Folge: Das Insulin ist dauerhaft erhöht, und die Zellen reagieren immer weniger empfindlich darauf – sie werden quasi taub. Der Körper produziert daraufhin als Reaktion noch mehr Insulin, um den Blutzuckerspiegel, der immer noch hoch ist, zu reduzieren. Der hohe Insulinspiegel blockiert wiederum die Fettverbrennung, was das Abnehmen erheblich erschwert und das Risiko für Typ-2-Diabetes samt allen Folgeerkrankungen erhöht.

Viele Menschen scheitern beim Abnehmen an diesen tief im Körper verankerten biologischen Mechanismen. Insulinresistenz gibt es in verschiedenen Varianten und Ausprägungen. Der hohe Nüchterninsulinspiegel ist aber das erste Zeichen, dass dieses System am Entgleisen ist.

Das bedeutet: Unsere allgemeine Gesundheit braucht niedrige Insulinspiegel, genau wie das erfolgreiche Abnehmen. Wir müssen also das Insulin effektiv senken, um abnehmen zu können und um die Insulinresistenz wieder aufzuheben. Das funktioniert auch über die Ernährung. Deshalb setzt ein moderner, ganzheitlicher Ansatz in einer Kombination an: medizinische Unterstützung, insulinsenkendes Essverhalten und die empfohlene psychologische Begleitung.

Wie funktioniert Abnehmen?

Man kann sich das Körperfett wie ein Lager voller Brennholz vorstellen. Solange wir mehr essen, als wir verbrennen, stapelt der Körper immer neue Holzscheite auf. Wenn wir abnehmen, holen die Zellen dieses Holz aus dem Lager, werfen es in den „Ofen" der Mitochondrien unserer Zellen und verbrennen es dort. Zurück bleiben Wärme, Wasser und Rauch. Die Wärme versorgt uns mit Energie, das Wasser verlässt den Körper über Urin und Schweiß – und der Rauch? Das ist CO_2, Kohlendioxid, das wir einfach ausatmen. Wir „atmen" unser Fett also buchstäblich weg.

Die biochemischen Hintergründe erklären das genauer: Im Fettgewebe gespeicherte Triglyzeride werden in Fettsäuren und Glycerin zerlegt, und die Fettsäuren werden in den Zellen zu Energie, CO_2 und Wasser verbrannt. 84 Prozent des Fettes verlässt den Körper über die Lunge als ausgeatmetes CO_2, und in etwa 16 Prozent werden als Wasser über Urin, Schweiß und Atemfeuchtigkeit ausgeschieden. Beim Abnehmen schrumpfen die Fettzellen, weil ihre gespeicherte Energie freigesetzt und verbrannt wird. Das bedeutet, dass die Fettzellen nicht verschwinden, wie viele Menschen glauben, sondern sich nur stark verkleinern und kein Fett mehr beinhalten, aber weiterhin vorhanden sind. Die kleinen, leeren und bösen Fettzellen warten quasi nur auf eine erneute Phase von erhöhter Nahrungsaufnahme, um sofort wieder neues Fett einzuspeichern, was erklärt, wie schnell man wieder zunehmen kann nach einer Diät. Dauerhaft lassen sich Fettzellen nur durch eine Fettabsaugung oder chirurgisch radikal entfernen.

Was noch beim Abnehmen im Körper passiert, ist ebenfalls wichtig und interessant: Da geht es um die Gallenblase, die für unsere Verdauung notwendig ist. Die Galle wird in der Leber gebildet und in der Gallenblase immer brav gespeichert. Sie enthält Gallensäuren, Cholesterin und andere Stoffe, die nötig sind, um all die Fette aus der Nahrung zu verdauen. Wenn jemand stark abnimmt oder sehr kalorienarm isst, kommt weniger Fett mit der Nahrung in den Darm, und die Gallenblase zieht sich deshalb seltener zusammen – sie hat einfach weniger zu tun. Die Galle staut sich deshalb, sie wird dickflüssiger, und das Cholesterin kann auskristallisieren. Diese Kristalle verklumpen nach und nach zu richtigen Gallensteinen. Zusätzlich steigt beim raschen Gewichtsverlust die Ausschüttung von Cholesterin in die Galle, was die Steinbildung weiter begünstigt. Kurz gesagt: Beim schnellen Abnehmen wird einerseits die Galle zu selten entleert und zusätzlich zu stark mit Cholesterin vom Fettabbau angereichert – ideale Bedingungen für die Bildung von Gallensteinen. Das alles kommt übrigens bei jeder Art des Abnehmens vor, ist also keine klassische Nebenwirkung der Abnehmspritze, sondern eine Nebenwirkung des erfolgreichen und vielleicht auch zu schnellen Abnehmens. Deshalb sollte man auch nur eine gewisse Menge an Körpergewicht pro Woche verlieren, um genau diesen Prozess nicht zwingend entstehen zu lassen.

Ein kleines Rechenbeispiel zum Abnehmen und Zunehmen – einfach zum Nachdenken: Angenommen, man macht wenig Bewegung und hat einen Tageskalorienverbrauch von 1800 Kalorien, die man auch genau aufnimmt. Dann bilanziert man wirklich mit null und hält sein Gewicht auf das Gramm genau. Man nimmt nicht ab, aber auch nicht zu. Alles perfekt. Aber wenn man nun abends täglich nur ein Krügerl Bier zum Fernsehen trinkt oder eine aliquote Menge an Chips oder Schokolade snackt, nimmt man zusätzlich etwa 210 Kalorien zu sich. Das klingt pro Tag nach wenig, aber über ein Jahr ergibt diese kleine zusätzliche Menge ein so entstehendes Übergewicht von gewaltigen 11 Kilogramm. Das sind Fakten, an die wir denken müssen. Und wir lernen: Man muss für einen Bierbauch keine Unmengen an Bier trinken.

Auch umgekehrt macht Kleinvieh Mist: In einer ausgeglichenen Kalorienbilanz macht es einen Unterschied, ob man jeden Tag für den Abbau von nur 100 zusätzlichen Kalorien einfache Bewegung macht. Wenn wir täglich etwa 1750 Meter gehen, also rund 2500 Schritte, verbrauchen wir dabei diese 100 Kalorien und bilanzieren dann mit minus 100 Kalorien pro Tag. Ebenfalls nicht die Welt, würde man denken. Doch das ergibt als Gewichtsverlust stattliche 5 Kilo im Jahr – und zwar nur durch ein wenig tägliches zusätzliches Gehen. Und deswegen ist Abnehmen eigentlich leicht, aber irgendwie trotzdem schwer.

Generell gilt: Wenn wir beim Abnehmen 80 Prozent der Zeit, so wie bei allen anderen Dingen im Leben, alles richtig machen, können wir es uns auch leisten, in 20 Prozent der Zeit etwas nachlässiger zu sein. Das tut einfach auch der Seele gut, und das ist extrem wichtig. Umgerechnet auf eine Woche mit sieben Tagen wären das 1,4 Tage, was aber unpraktikabel ist. Also nehmen wir als bessere Lösung einfach einen ganzen Tag. Dieser Tag ist unser *Cheat Day*, also unser kleiner „Schummeltag" – eine Einladung zum Essen, eine Party oder ein Familienfest. Zwischen diesen *Cheat Days* sollten aber unbedingt wieder sechs Tage liegen, an denen wir konsequent unseren Plan durchziehen. Denn der Stoffwechsel passt sich beim Abnehmen ja daran an, dass man über einen längeren Zeitraum weniger Kalorien zu sich nimmt, als man benötigt. Der Körper schaltet in einen permanenten Energiesparmodus, und der Grundumsatz wird dadurch dauerhaft gesenkt. Wenn man dann wieder mehr isst, ist der Jo-Jo-Effekt (siehe auch S. 175) vorprogrammiert.

Regelmäßige *Cheat Days* verhindern diesen Effekt. Sie kurbeln den Stoffwechsel an und geben dem ganzen Körper Energie. Außerdem machen die zusätzlichen Kohlehydrate an einem Schummeltag unbestritten einfach glücklich. Muss man nicht machen, kann man aber –

doch wenn, dann bitte trotzdem mit Maß und Ziel, denn es geht ja um das wöchentliche Kaloriendefizit und um den wöchentlichen Gewichtsverlust. Man sollte allerdings nicht mit den Schummeltagen beginnen, wenn man noch einen sehr hohen Körperfettanteil hat, über 100 Kilogramm wiegt und Bluthochdruck durch Übergewicht oder einen Taillenumfang von über 95 Zentimetern hat.

Auch die Hormone reagieren auf das Kohlehydrat- und Kaloriendefizit, ganz vorn mit dabei ist das sogenannte „Sättigungshormon" Leptin. Es wird von den Fettzellen der Fettdepots freigesetzt und hat nach einer Mahlzeit eine appetitzügelnde Wirkung. Es reguliert also maßgeblich das Sättigungsgefühl und spielt eine bedeutungsvolle Rolle beim Abnehmen sowie bei der Steuerung des gesamten Energiehaushalts. Leptin ist eine Art Strippenzieher im Hintergrund, der an vielen Prozessen mitwirkt. Studien deuten zudem darauf hin, dass der Leptinspiegel Einfluss auf die Motivation hat, da es direkt im Belohnungszentrum des Gehirns wirkt. Wenn man länger im Defizit isst und Fett abbaut, sinkt daher nicht nur der Leptinspiegel, sondern auch die Motivation und die Stoffwechselaktivität. Es gilt also, die Leptinausschüttung immer wieder ein wenig anzuregen, ohne wieder Fettpolster aufzubauen. Denn ein hoher Leptinspiegel signalisiert dem Körper, dass er gesättigt ist, dass er nicht verhungern wird und erst einmal keine weitere Nahrung benötigt. Und da kommen die Kohlehydrate ins Spiel, denn sie führen zu einer Insulinausschüttung, was wiederum direkten und positiven Einfluss auf den Leptin-Stoffwechsel hat. Der Leptinspiegel steigt, die Glykogenspeicher füllen sich und dem Körper wird „Entwarnung" gegeben, da ihm jetzt wieder genügend Energie zur Verfügung steht. Die Glykogenspeicher sollen nie ganz leer werden, da leiden die Leistungsfähigkeit und auch der Stoffwechsel. Ganz leer werden sie ohnehin nur bei einer ketogenen Ernährung (siehe S. 131). Der Stoffwechsel läuft nicht mehr auf kompletter Sparflamme, und man kann dann wieder effektiv Gewicht verlieren. Man erhöht seine

Kohlehydratzufuhr vor allem über Quellen, wie zum Beispiel: Vollkornpasta und -brot, Reis, Haferflocken, Kartoffeln oder Süßkartoffeln und Gemüse aller Art. Auch einfache Kohlehydrate sind durchaus erlaubt, zum Beispiel aus Mais- oder Reiswaffeln.

Wenn der Heißhunger überhandnimmt oder man sich seit Tagen schlapp fühlt, kann man aber auch mal einen *Refeed Day* einlegen. Dabei handelt es sich um eine Art *Cheat Day* wie beschrieben, nur dass man zwar an einem Tag mehr isst, dabei aber trotzdem immer noch auf die optimale Zusammensetzung der Ernährung achtet. Man isst also keine Pizza oder Spaghetti Carbonara. Aber es ist erlaubt, einfach einen Tag lang mehr hochwertige Kohlehydrate zu sich zu nehmen. Die Häufigkeit ist von mehreren Faktoren abhängig, wie etwa vom Körperfettanteil und der Länge der Low-Carb-Phase. Oft kann es sogar notwendig sein, das einmal pro Woche zu machen – das muss man individuell besprechen. Und auch bei Sport und Bewegung lohnt sich Abwechslung: Das Pensum einige Tage zu erhöhen, zu reduzieren oder sogar zu pausieren, wirkt wie ein Stoffwechselbooster.

Oft kann es außerdem tatsächlich sinnvoll sein, sich als jemand, der nie frühstückt, das Frühstücken anzugewöhnen. Auch das ändert den Stoffwechsel und stellt eine Veränderung dar. Gerade für Menschen, die schon ewig Diät machen und deren Stoffwechsel schon sehr reduziert und „eingeschlafen“ ist, ist das oft sehr gut geeignet. Man kann sich damit spielen und muss manchmal einfach auch etwas ausprobieren.

Die Auswirkungen des Abnehmens auf Muskeln und Knochen

Ohne gezielte Maßnahmen besteht ein erheblicher Teil des Gewichtsverlustes nicht nur aus Fett, sondern aus wichtiger Muskelmasse. Etwa ein Viertel bis etwas mehr als ein Drittel des verlorenen Gewichts sind Muskeln, wenn Protein und Krafttraining gänzlich fehlen. Das liegt daran, dass bei geringer Energiezufuhr weniger Bausteine für den Erhalt der Muskulatur verfügbar sind. Mit klar strukturierter Proteinzufuhr pro Mahlzeit und regelmäßigem Training mit Widerstand, also Krafttraining, sinkt der Muskelverlust deutlich auf etwa ein Zehntel bis ein Fünftel des insgesamt verlorenen Gewichts, also dann nur 10 bis 20 Prozent, und diese Zahlen sind keinesfalls mehr beunruhigend.

Auch auf unsere Knochen müssen wir beim Abnehmen aufpassen: Es gibt Studien, die zeigen, dass bei starker Gewichtsabnahme, wie sie mit einer Abnehmspritze erfolgen kann, auch das Knochengewebe betroffen ist. Wenn Patienten stark abnehmen, besteht ein erhöhtes Risiko, dass die Knochenmineraldichte abnimmt – insbesondere an Stellen wie Hüfte oder Wirbelsäule, die mechanische Last tragen.

Für die Knochengesundheit und ihre Erhaltung ist es deshalb wichtig, Training mit Gewichtsbelastung durchzuführen. Bei der Kombination von Abnehmspritze und Gewichtsverlust sollte auch immer gezielt an die Knochengesundheit gedacht werden: ausreichende Mengen an Protein, das regelmäßige Überprüfen des Kalzium-, Magnesium- und Vitamin-D-Status sowie Implementieren von Kraft- und Belastungstraining. Auch das Monitoring der Knochendichte (z. B. DEXA Scan und Knochenwerte im Blut) bei Risikopatienten könnte angebracht und sinnvoll sein.

Teil 2 – Abnehmspritzen und die moderne Gewichtsmedizin

Die neue Medizin: individualisiert, funktionell und lebendig

Stellen Sie sich vor, Medizin würde Sie nicht nur behandeln, wenn Probleme auftreten, sondern aktiv begleiten – individuell, auf Ihren Körper, Ihren Stoffwechsel, Ihre Hormone und Ihren Lebensstil zugeschnitten. Ganzheitlich also, und nicht nur symptombezogen. Vorher und nicht nachher, wenn bereits Krankheiten entstanden sind. Langfristige Stabilisierung statt kurzfristiger Symptombekämpfung. Genau das ist die Vision der sich international langsam, aber unaufhaltsam entwickelnden neuen Medizin, der Medizin 2.0.

Longevity, also die gezielte Förderung von Vitalität und Gesundheit bis ins hohe Alter, ist bei diesem Ansatz kein theoretisches Konzept, sondern greifbare Realität. Wer versteht, wie Bewegung, Ernährung, Hormone und Regeneration zusammenwirken, kann seine Lebensqualität aktiv verbessern und damit Erkrankungen vorbeugen. Die Abnehmspritze ist ein weiteres Werkzeug, das gezielt eingesetzt werden kann. Allein ist sie kein Allheilmittel. Kombiniert mit einer personalisierten Strategie – abgestimmt auf Hormone, Nährstoffversorgung und Stoffwechsel – zeigt sie aber ihre volle Wirkung. So werden aus kurzfristigen oberflächlichen Erfolgen dann nachhaltige Veränderungen.

Individualisierte Medizin ist deshalb so erfolgreich, weil sie den Menschen in den Mittelpunkt stellt – nicht die Krankheit. Jeder Körper reagiert anders, jeder Lebensstil ist einzigartig. Nur wer diese Einzigartigkeit berücksichtigt, kann echte, nachhaltige Erfolge erzielen – beim Abnehmen, beim Stabilisieren des Stoffwechsels oder beim Erhalt von Energie und Lebensfreude. Der Einsatz der Abnehmspritze in der Longevity-Medizin und Altersmedizin ist eine sehr spannende Entwicklung der jüngeren Zeit. Denn diese Medikamente können tatsächlich auch das körperliche Altern positiv beeinflussen, vor allem in Hinblick auf *Inflammaging*, also „Entzündungsaltern“. Entzündungen entstehen einfach vermehrt, je älter wir werden, und müssen möglichst bekämpft oder verhindert werden.

Es geht zudem um den Erhalt von Muskelmasse, die ab dem 40. Lebensjahr jedes Jahr kontinuierlich geringer wird. Es wird aktuell in Studien überprüft, inwiefern die Alterung des Gehirns damit positiv beeinflusst werden kann. Andere Studien haben ja auch gezeigt, dass das ganze Herz-Kreislauf-System von der Abnehmspritze profitiert, und dass der gesamte Stoffwechsel des Menschen optimiert werden kann. Die GLP-1 Forschung weltweit hat dank der neuen Medikamente Fahrt aufgenommen und entwickelt sich derzeit mit beeindruckender Geschwindigkeit. Wir stehen also am Anfang einer echten medizinischen Revolution, die die nächsten Jahre weitere Riesenfortschritte machen wird. Damit wird sich auch unser Verständnis für und die Behandlung von Krankheiten, Alterung und Stoffwechsel fundamental verändern.

Die nahe Zukunft der Medizin gehört mit Sicherheit den Peptiden. Das sind kurze Eiweißketten, die aus aneinandergereihten Aminosäuren bestehen, und die im Körper als natürliche Signalstoffe ganz gezielt viele biologische Prozesse steuern und auch echt optimieren können, etwa Entzündungsreduktion, Stoffwechseloptimierung, Wundheilung und Anti-Aging – also auch viele Einsatzgebiete abseits des Abnehmens. Bekannte Peptide sind zum Beispiel Insulin oder eben auch Semaglutid – der Wirkstoff von Wegovy. Retatrudid, welches 2026 als neue Abnehmspritze auf den Markt kommen wird, ist ebenfalls ein Peptid. All diese zukünftigen Medikamente werden die Medizin sehr stark verändern und haben das Potenzial, multiple Krankheiten gleichzeitig zu behandeln. Es wird damit über kurz oder lang aber auch das Altern der Menschheit beeinflusst werden.

Sie sehen also: Medizin 2.0 ist mehr als Therapie. Sie ist Prävention, Motivation und Lebensgestaltung in einem. Sie zeigt, dass Gesundheit kein Zufall (mehr) ist, sondern das Ergebnis eines intelligenten, personalisierten Ansatzes.

+ + +

Herbert Hirschlers Abnehmreise

Tanzkurs

Hundertsechsunddreißig Kilo! Zum Glück kann meine Waage nicht reden, sonst würde sie bestimmt sagen: „Runter da, ihr zwei Kasperl!" Wie konnte das passieren? Ich bin mit meinen ein Meter vierundneunzig einfach zu klein für mein Gewicht, eigentlich müsste ich zwei Meter dreißig sein.

Und dann kommt auch noch meine Frau, erwähnt so nebenbei, dass Freunde einen Tanzkurs machen, und fragt, ob wir nicht auch irgendwann mal ... Jetzt hab ich auch noch ein schlechtes Gewissen, weil ich weiß, wie sehr Moni das Tanzen liebt. Früher haben wir gern und oft miteinander getanzt, aber in den letzten Jahren bin ich etwas – ähm – bewegungsresistenter geworden, außerdem ist die Drehbewegung beim Tanzen nicht wirklich gut für meine lädierten Knie und überhaupt ...

Geradeaus gehen funktioniert noch – meistens halt. Bisher war ich knapp dreitausend Kilometer auf dem Jakobsweg und anderen Weitwanderwegen unterwegs. Aber mein letzter Trail über fast fünfhundert Kilometer vom Süden Portugals am Fischerweg nach Lissabon und weiter nach Fatima stand aufgrund einiger Probleme mit dem Knie auf Messers Schneide. Dass dann doch wieder alles geklappt hat, habe ich meinem Orthopäden zu verdanken. Und meiner Sturheit.

Bei meinen bisherigen Weitwanderwegen habe ich jeden Monat bis zu zehn Kilo verloren. Die waren aber nie ganz weg, denn zu Hause habe ich sie alle wiedergefunden. Aber dass meine Waage jetzt gar so ächzt, kommt daher, dass das Wandern die letzten beiden Jahre aus zeitlichen und knietechnischen Gründen nur eingeschränkt möglich war. Und natürlich auch von meinem Hang zu gutem Essen, das muss ich schon zugeben. Dabei ist mir natürlich bewusst, dass meine Gelenke doch eine Wahnsinnslast zu tragen haben und sich über jedes Kilo weniger freuen würden.

Tanzen ist in meiner Beliebtheitsskala auf Rang einhundertzweiundvierzig abgerutscht. Aber weil meine Moni mich gar so lieb anschaut, sage ich einfach: „Wenn ich wieder mal unter hundertzehn Kilo habe, dann machen wir einen Tanzkurs." Großer Fehler!

Gewichtsmedizin 2.0

Die Kombination mehrerer moderner Ansätze – Medikamente wie die Abnehmspritze, Hormondiagnostik, Nährstoffmedizin, funktionelle Medizin, das Mikrobiom und psychologische Begleitung – schafft eine neue Dimension, eine Gewichtsmedizin 2.0, die nicht nur Kilos reduziert, sondern die Gesundheit stärkt, die Lebensqualität zurückbringt und Perspektiven für ein langes und vitales Leben eröffnet.

Die neue Gewichtsmedizin funktioniert wie ein Orchester, und die Abnehmspritze ist dabei die wichtige erste Geige. Die Harmonie entsteht aber erst durch das Hinzufügen der anderen Instrumente. Hormone geben den Takt vor, der Darm schwingt den Taktstock, Insulin bestimmt das Tempo, Nährstoffe liefern die Energie, die funktionelle Medizin bringt Tiefe und Weite. Und das psychologische Coaching sorgt dann dafür, dass der Rhythmus auch innerlich stimmig bleibt.

Einige Bücher sind zum Thema Abnehmspritze bereits geschrieben worden, und sehr viele Artikel sind erschienen, dazu kommen noch unzählige Beiträge auf Social Media – persönliche Erfahrungen, Anleitungen von selbst ernannten Spezialisten und Abomodelle für die wahren Geheimtipps, die sonst angeblich nirgends erzählt werden. Inzwischen wird fast überall und ständig über die Spritze gesprochen, weil fast jeder jemanden kennt, der sie bereits angewendet hat oder noch anwendet, und weil jeder dazu seine persönliche Meinung hat. Was auffällt: Im deutschsprachigen Raum ist die öffentliche Meinung zu Abnehmspritzen besonders negativ. Gründe dafür sind vor allem mediale Sensationsberichte, die Risiken stark betonen, sowie eine bei uns vorhandene gewachsene kulturelle Einstellung, die Schlanksein immer mit Selbstdisziplin und Eigenverantwortung verknüpft. Hinzu kommen strenge regulatorische Vorgaben und die teilweise fehlende ärztliche Erfahrung mit modernen Präparaten, was allgemeine Unsicherheit erzeugt. Anders als in den USA, Spanien, den Niederlanden, Skandinavien oder Großbritannien, wo Abnehmspritzen längst als medizinische Unterstützung akzeptiert und Erfolgsgeschichten stärker hervorgehoben werden, gelten sie hierzulande häufig als unnatürliche Abkürzung oder gar als riskantes, gesundheitsschädliches Experiment. In anderen Ländern werden Nebenwirkungen natürlich auch erwähnt, aber nicht so sensationalisiert wie bei uns. Zusätzlich fällt im deutschsprachigen Raum auf, dass die Anwendung der Abnehmspritze oft mit persönlichem Versagen, fehlender Willensschwäche und Faulheit assoziiert wird.

Im Dezember 2023 erschien in *Science*, welches gemeinsam mit *Nature* zu den beiden Top-Journalen der wissenschaftlichen Welt zählt, die jährliche Wahl zum *Breakthrough of the year*, also zum wissenschaftlichen Durchbruch des Jahres. Dabei wird jenes Thema hervorgehoben, das die Wissenschaft im jeweiligen Jahr am meisten verändert hat. Und der Durchbruch waren 2023 die neuen Medikamente auf Basis der GLP-1-Agonisten, also die Abnehmspritzen. Der Artikel, der in Österreich leider kaum wahrgenommen und gewürdigt wurde, belegt, dass wir es hier mit einem echten Wendepunkt zu tun haben. Es handelt sich um einen Paradigmenwechsel in der Gewichtsmedizin, weil damit gleichzeitig das Risiko für chronische Erkrankungen wie Herzinsuffizienz, Typ-2-Diabetes, Bluthochdruck und Schlaganfall messbar gesenkt werden kann.

Im Oktober 2025 hat auch der Europäische Verband für Adipositasforschung EASO die Medikamente Mounjaro und Wegovy in der Fachzeitschrift *Nature Medicine* als erste Wahl und DIE Standardtherapie zur Behandlung der Adipositas empfohlen. Es gibt also genug Evidenz, dass die breite Verwendung unter begleitenden Maßnahmen zur Förderung der Lebensstiländerung gesundheitlich sinnvoll ist.

Die Abnehmspritze – wie alles begann

Die eine Abnehmspritze gibt es nicht. In Österreich sind derzeit verschiedene Medikamente verfügbar, die als Injektion, also als Spritze, zum Abnehmen verwendet werden: *Saxenda* mit dem Wirkstoff Liraglutid, *Ozempic* mit Semaglutid, *Wegovy* mit Semaglutid und *Mounjaro* mit Tirzepatid. Saxenda, Ozempic und Wegovy sind GLP-1-Agonisten und Mounjaro ist ein GLP-1- und zusätzlich ein GIP-Agonist, also insgesamt ein Doppelagonist. Ein Agonist ist ein medizinischer Begriff, der nichts anderes bedeutet, als dass ein Inhaltstoff eine gewisse Reaktion quasi durch Nachahmung auslöst und damit verstärkt. Es wird also die Wirkung von natürlich vorkommenden körpereigenen Botenstoffen imitiert und verstärkt – mehr dazu ab Seite 57)

Der allererste Wirkstoff, durch den ein GLP-1-Rezeptor aktiviert werden konnte, hieß Exenatid und wurde aus dem Speichel der Krustenechse isoliert. Die Entwicklung begann 2005, allerdings noch nicht auf dem Niveau, das heute verfügbar ist. 2016 kam dann Saxenda auf den Markt. Das Präparat hat sich aber aus mehreren Gründen nicht wirklich durchgesetzt, denn es ist schwächer und muss deshalb täglich gespritzt werden, außerdem muss die Dosis ständig gesteigert werden.

Der wirklich Durchbruch des Prinzips Abnehmspritze kam mit Ozempic. Das war aber ursprünglich gar nicht als Abnehmspritze, sondern zur Behandlung von Typ-2-Diabetes bei Erwachsenen gedacht und wurde 2018 in der EU zugelassen. Bei der Anwendung von Ozempic stellte sich schnell heraus, dass nicht nur die Behandlung bei den Diabetikern sehr gut funktionierte, sondern dass sie zusätzlich sehr viel Gewicht verloren. Und dann nahm alles seinen Lauf. Zuerst in den USA, wo sich das mit dem Abnehmen rasch herumsprach, dann allmählich auch in Europa. Der Hersteller des Medikaments, das dänische Unternehmen Novo Nordisc, kam irgendwann kaum noch mit der Produktion nach, weil die Nachfrage weltweit plötzlich enorm war.

Lilly, eine amerikanische Firma, wollte auch einen Teil des großen Kuchens und entwickelte Tirzepatid, einen Doppel-Agonisten, der in der EU seit 2023 zur Gewichtsreduktion zugelassen ist. Daraufhin brachte Novo Nordisc im selben Jahr Wegovy auf den Markt. Das Lustige: Ozempic und Wegovy sind vollkommen ident und noch dazu vom selben Hersteller. Aber, und das ist der Unterschied, Ozempic ist weiterhin nur für Diabetes freigegeben, Wegovy dafür zur Gewichtsreduktion. Ozempic ist deutlich günstiger, weshalb es viele Menschen Wegovy vorziehen. Das hat aber dazu geführt, dass die Diabetiker, die das Medikament wirklich dringend brauchten, es nicht mehr bekamen, weil es den Apotheken weltweit von abnehmwilligen Personen aus den Händen gerissen wurde, was sich inzwischen jedoch wieder beruhigt hat, weil nun genug produziert werden kann. Das Konzept war jedenfalls ein voller Erfolg für Novo Nordisc: Zwischen Jänner 2020 und Juli 2024 stieg der Aktienkurs um das Fünffache. Wie es weitergeht, wird sich zeigen, denn 2026 gehen drei neue Medikamente dieser beiden Unternehmen an den Start.

Im Oktober 2025 kam es seitens der EASO zur Empfehlung, dass bei übergewichtigen Patienten mit gleichzeitiger Schlafapnoe das Medikament Mounjaro, bei Kniearthritis und Herzproblemen das Medikament Wegovy bevorzugt anzuwenden sei. Das erleichtert nun in Zukunft ein wenig die Entscheidung zur Auswahl des Medikaments.

Good to know | GLP-1-Agonisten

GLP-1-Agonisten verstärken erstens das natürliche Sättigungssignal im Gehirn, reduzieren also den Hunger. Sie verlangsamen zweitens die Magenentleerung, wodurch kleinere Mahlzeiten genügen, weil die Sättigung früher erreicht wird. Und drittens sorgen sie für weniger extreme Blutzuckeranstiege nach dem Essen: Der Heißhunger nimmt ab und das Essverhalten wird dadurch ruhiger.

+ + +

Herbert Hirschlers Abnehmreise

Die Spritze

„Was hast denn du gemacht?", frage ich einen alten Freund, der nach den drei Monaten, in denen wir uns nicht gesehen haben, bestimmt zwanzig Kilo weniger auf die Waage bringt. „Gut schaust du aus. Bitte sag mir, wie das geht!"

Er hat einen vergleichbaren Lebenswandel wie ich, ist beruflich viel unterwegs, auch am Abend, isst gerne und trinkt ab und zu mal ein paar Gläser Bier oder ein paar Achterl Wein. Man hat eine Menge Spaß mit ihm, er lacht gern, arbeitet viel, genießt aber auch das Leben – und wirkt rundum zufrieden.

Aber heute lacht er nur etwas verhalten, als er mir zuflüstert: „Ich war auf Kur, und da hat man festgestellt, dass ich Diabetes habe. Und jetzt muss ich spritzen ..."

Was? Das gibt es doch nicht! Der wandert doch auch immer wieder längere Strecken, fährt mit dem Mountainbike seine Runden und macht viel Bewegung. Gut, hatte halt immer ein bisserl zu viel um die Rippen – aber wer hat das nicht?

Irgendwie geht mir seine Geschichte nicht mehr aus dem Kopf. Wenn es so weitergeht, bin auch ich wohl am besten Weg zur Zuckerkrankheit. Mein Hausarzt sagt mir schon seit zwei Jahren, dass mein HOMA-Wert erhöht ist, was ein untrügliches Zeichen Richtung Diabetes ist. Ich übertreibe es auch oft mit süßem Zeugs. Im Büro stapeln sich Schokoladetafeln und Manner-Schnitten, daneben türmen sich Gummibärlis, Dragee Keksi und die ganze Süßwarenabteilung des nächsten Supermarktes. Die paar kleinen Äpfel, die in einer Schale dahinter liegen, sieht man gar nicht mehr. Meist schaffe ich es, bis zum frühen Nachmittag an den Leckereien – und damit meine ich nicht die Äpfel – vorbeizugehen. Aber wehe! Wenn ich nur einen kurzen Moment des Schwachseins zulasse und mir ein Stück Schokolade in den Mund stecke, dann macht es „JAHUU!!!" in meinem Gehirn und mit einem Mal ist alles egal. Dann stopfe ich rein, was mir so unter die Finger kommt. Bis auf die Äpfel ...

Ich versuche, jede Woche zwei, drei Tage mehr als zehntausend Schritte zu gehen, am Wochenende manchmal auch mehr, weil mir das Gehen einfach guttut. Egal, ob das Knie wieder mal so richtig Gas gibt – drei Stunden Marschieren, und die Schmerzen sind vorbei. Oder wenn sich eine Verkühlung anbahnt – raus in die frische Luft, eine Stunde walken, und die Verkühlung kann sich brausen gehen. Aber den großen Teil des Tages sitze ich vor dem Computer und schaufle Süßes in mich rein. Mein Blutdruck ist zu hoch und selbst mit Medikamenten schwer zu bändigen, eine längere Pilgerreise ist in den nächsten Jahren nicht möglich, weil ich neben Buchlesungen, Reisevorträgen und dem Krimischreiben auch einen Mehr-als-Full-Time-Job als Dataanalyst habe. Und das Essen schmeckt mir halt auch recht gut.

Und dann fällt mir plötzlich ein Artikel über diese neue Möglichkeit zum Abnehmen mittels Spritze in die Hände. Ich denke mir: Bevor ich – wie mein Freund – spritzen MUSS, mach ich mich da mal schlau. Und wenn es sein muss, dann probiere ich das Zeug – solange ich noch spritzen DARF. Denn vor Diabetes hab ich schon immer etwas Respekt, das möchte ich mir gern ersparen. Vielleicht ist genau jetzt der richtige Zeitpunkt, um endlich mal g'scheiter zu werden. Und dünner. Und Abnehmen bis auf Tanzkurs-Niveau wird schon nicht passieren ...

Wie wirkt die Abnehmspritze?

Alle derzeit erhältlichen Abnehmspritzen gehören zu den GLP-1-Analoga. Sie imitieren also die Wirkung des natürlich vorkommenden Hormons GLP-1 (*Glucagon-like Peptide-1*), das nach jeder Nahrungszufuhr im Darm ausgeschüttet wird. Es signalisiert dem Körper Sättigung. Aber: Es hat eine relativ kurze Wirkzeit.

Wir kennen das alle, wenn man bei einem Familien-, Weihnachtsessen oder sonstigem Anlass über die Stränge schlägt und sich nach dem Hauptgang nicht mehr vorstellen kann, noch einen einzigen Bissen zu essen. Aber dann unterhält man sich, trinkt vielleicht ein Glas, und eine halbe Stunde später stellt man fest, dass es jetzt doch endlich Zeit für die Nachspeise wäre ... Das ist das körpereigene GLP-1-Hormon: Seine Halbwertszeit beträgt etwa acht Minuten. Das bedeutet, dass nach acht Minuten nur mehr 50 Prozent und nach 16 Minuten nur mehr 25 Prozent des Hormons vorhanden sind. Deshalb kann man nach 20 oder 30 Minuten auch wieder ganz gut weiteressen, und das, obwohl der Körper natürlich immer noch satt und eigentlich zufrieden ist.

Der revolutionäre Effekt der Abnehmspritzen liegt in der Verlängerung der Wirkzeit des GLP-1-ähnlichen Stoffes, den sie beinhalten: von wenigen Minuten auf mehrere Tage!

So verursacht die Spritze drei wesentliche Effekte im Körper:

1. Die Wirkung im Gehirn: Man hat weniger Appetit.

Die Spritze sendet über das Hormon GLP-1 direkt Signale an das Gehirn, vor allem an das Appetitzentrum im Hypothalamus. Die Folge: Das Hungergefühl lässt nach, das Sättigungsgefühl tritt früher und stärker ein. Viele Patienten berichten, dass Heißhungerattacken durch die Anwendung deutlich schwächer auftreten oder ganz verschwinden.

2. Die Wirkung im Magen: Man wird schneller satt.

Die Medikamente verzögern die Magenentleerung und den Weitertransport der Nahrung in den Dünndarm, dadurch bleibt das Essen länger im Magen und man fühlt sich länger und deutlich früher satt. Gleichzeitig steigen die Blutzuckerwerte über die Regulation des Insulins nach den Mahlzeiten langsamer an, was natürlich für das Abnehmen essenziell ist.

3. Die Wirkung auf den Blutzucker: Man vermeidet Zuckerspitzen.

Die Abnehmspritze verbessert die Insulinempfindlichkeit und reduziert die Ausschüttung von Glukagon, einem Hormon, das Zucker freisetzt. Dadurch werden Blutzuckerspitzen abgeflacht, das Risiko für Typ-2-Diabetes sinkt, eine bestehende Erkrankung kann besser kontrolliert werden.

Das Zusammenspiel dieser drei Mechanismen führt dazu, dass viele Menschen deutlich weniger Kalorien aufnehmen, ohne ständig gegen den Hunger kämpfen zu müssen – und dadurch einfach erfolgreich Gewicht verlieren. Patienten, die mit der Spritze abnehmen, berichten, dass sie das Gefühl haben, auf nichts verzichten zu müssen, was eben bei keiner anderen Diät so empfunden wird.

Die therapeutische Wirkung und Indikation der Abnehmspritze

Spritzen wie Wogovy sind als Ergänzung zu einer kalorienreduzierten Ernährung und verstärkter körperlicher Aktivität zur Gewichtsregulierung bei Erwachsenen und Jugendlichen ab 12 Jahen zugelassen.

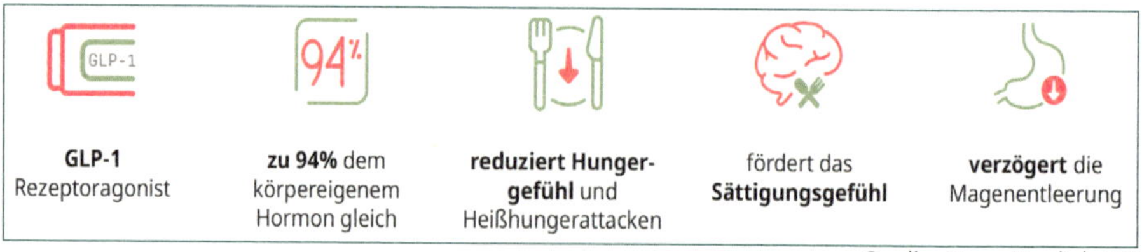

Quelle: Novo Nordisk A/S

Abnehmspritzen im Überblick

Wegovy/Ozempic

Bei Wegovy und Ozempic handelt es sich um idente Medikamente, die isoliert nur den Wirkstoff Semaglutid beinhalten, das zu den GLP-1-Rezeptor-Agonisten gehört. Die Spritzen enthalten also das GLP-1-Hormon, das zwar chemisch etwas verändert, zu fast 97 Prozent aber identisch mit dem natürlich vorkommenden körpereigenen Hormon ist. Nur eben mit der wesentlich verlängerten Halbwertszeit von – Trommelwirbel und Fanfaren! – einer Woche statt acht Minuten.

Die erste Wirkung der GLP-1-Agonisten ist die direkte Hemmung des Hungergefühls im Gehirn, was auch die wichtigste Wirkung darstellt, weil man durch deutlich weniger Hunger einfach seltener isst.

Die zweite Wirkung ist ebenfalls spannend: Es sorgt dafür, dass die Magenbeweglichkeit und auch der Transport der Nahrung vom Magen in den Dünndarm reduziert und verlangsamt werden. Was nichts anderes bedeutet, als dass man einfach früher satt wird, weil der Magen nur geringere Essensmengen aufnehmen kann. Das heißt, dass man nur mehr etwa 60 Prozent der Menge aufnehmen kann, die man gewohnt ist. Das macht beim Abnehmen natürlich Freude, wenn man erstens seltener und zweitens dann auch weniger essen kann. Und genau diese beiden Wirkungen sorgen mit gleichzeitiger Bewegung und Sport für ein gehöriges Kaloriendefizit und senken über die Zeit außerdem das Insulin. Damit wird der Fettabbau wieder ermöglicht, und der Stoffwechsel kann sich erholen.

Die dritte Wirkung von GLP-1 betrifft den ganzen Kohlehydratstoffwechsel, wo GLP-1 vereinfacht gesagt über Insulin balancierend und optimierend eingreift. Es kommt zu einer glukoseabhängigen Insulinfreisetzung, denn Semaglutid verstärkt die Ausschüttung von Insulin aus den Betazellen der Bauchspeicheldrüse – aber nur dann, wenn der Blutzuckerspiegel erhöht ist. Dadurch sinkt der Blutzucker nach dem Essen schneller. Und es kommt, und das ist wichtig, zur Hemmung von Glukagon, dem Gegenspieler von Insulin, sodass die Leber weniger weiteren Zucker ins Blut abgibt. Zusätzlich erfolgt ein Schutz der Betazellen der Bauchspeicheldrüse, die Insulin herstellen. Es gibt Hinweise, dass GLP-1-Agonisten wie Semaglutid die Insulin produzierenden Zellen langfristig entlasten und schützen können. Weil die Wirkung glukoseabhängig, also zuckerabhängig, ist, verursacht Semaglutid im Gegensatz zu klassischem Insulin praktisch keine gefährlichen Unterzuckerungen (Hypoglykämien) – außer, wenn es mit anderen blutzuckersenkenden Medikamenten kombiniert wird. Kurz gesagt: GLP-1 steigert die Insulinausschüttung, aber nur, wenn der Blutzucker hoch ist, hemmt gleichzeitig das Hormon Glukagon und stabilisiert damit den Blutzucker. Und das führt über die Zeit und mit der veränderten Nahrungsaufnahme einfach zur Gewichtsabnahme und zu einem wieder gesunden Stoffwechsel. Und dieser gesundete Stoffwechsel macht die Patienten einfach insgesamt wieder gesünder.

Mounjaro

Auch der Wirkstoff von Mounjaro, Tirzepatid, ist ein GLP-1-Agonist, der aber noch zusätzlich eine zweite Wirkung auf GIP (*Glucose dependent insulinotropic Polypeptide*) hat. Deshalb ist Mounjaro ein sogenannter Doppelagonist oder Dualagonist. Das heißt: Es ahmt gleich zwei Darmhormone nach, nämlich GLP-1 und zusätzlich auch noch GIP. Die Wirkung von GLP-1 haben wir ja schon besprochen, doch was macht nun dieses GIP so genau?

GIP beeinflusst im Gehirn die Aktivierung hemmender Nervenzellen, und dadurch greift es zusätzlich noch etwas tiefer in die Appetitregulation und damit die Kalorienaufnahme ein. Die Wirkung auf Insulin erfolgt als glukoseabhängige Insulinausschüttung – wie Semaglutid verstärkt auch Tirzepatid die Insulinausschüttung in der Bauchspeicheldrüse. Wenn der Blutzuckerspiegel hoch ist, hemmt es die Freisetzung von Glukagon, sodass die Leber weniger Zucker in das

Blut abgibt. GIP scheint außerdem die Empfindlichkeit der Körperzellen für Insulin zu verbessern, also die Insulinsensititivät zu erhöhen, damit bessert sich auch die Insulinresistenz. Damit könnte Tirzepatid den Blutzucker noch stärker und nachhaltiger senken als reine GLP-1 Agonisten.

Man kann sich das vorstellen wie bei einem Auto: Semaglutid wirkt wie ein starker Motor, der zuverlässig dafür sorgt, dass der Blutzucker gesenkt und der Hunger gedrosselt wird. Tirzepatid ist derselbe Motor – aber mit einem eingebauten Turbo. Denn neben der GLP-1-Wirkung zündet es zusätzlich den allerdings zarten GIP-Effekt, der die Insulinempfindlichkeit verbessern und so noch etwas mehr Kraft beim Abnehmen und bei der Blutzuckerkontrolle liefern soll. Meiner Meinung nach ist dieser Turbo allerdings eher als Mini-Turbo zu bezeichnen, da die Ergebnisse beim Abnehmen eigentlich ähnlich sind und dieser Mini-Turbo erfahrungsgemäß sowieso wenig in Erscheinung tritt. Der doch deutlich höhere Preis für Mounjaro kann diesen Effekt also nicht ganz rechtfertigen. Und wie im richtigen Leben mag nicht jeder Mensch zwingend mit einem Turboauto fahren, wenn es darum geht, von A nach B zu kommen.

Für beide Präparate werden Patienten bezüglich ihres Erfolges beim Abnehmen in vier Gruppen gegliedert: Super-Responder, Responder, Slow-Responder und leider gibt es auch wenige Non-Responder. Letztere verlieren in 16 Wochen weniger als 5 Prozent ihres Körpergewichts. Das kommt zwar sehr selten, aber manchmal eben doch vor. Studien sprechen von 3 bis 9 Prozent der Teilnehmer, eigene Erfahrungen zeigen eher Prozentsätze im Bereich von 3 bis maximal 5 Prozent. Meistens handelt es sich hier allerdings nicht um eine Wirkungslosigkeit des Medikaments, sondern um hartnäckige, nicht abstellbare Verhaltensmuster beim Essen wie anhaltendes unkontrolliertes Naschen, das den Abnehmerfolg dann zunichte macht. Weil, und das ist wichtig zu wissen, naschen kann man leider auch noch dann, wenn man gar keinen Hunger hat. Und sowohl Wegovy als auch Mounjaro bekämpfen, neben der erfolgreichen Stoffwechseloptimierung, vor allem das Hungergefühl.

Manche Non-Responder sind Frauen im hormonellen Wechsel, die manchmal in einer Hormonfalle gefangen sind, in der auch die Unterfunktion der Schilddrüse eine große Rolle spielen kann. Hier muss man dann im Einzelfall schauen, wie und was man noch optimieren kann.

Super-Responder sind meist jene Patienten, die schon vor Beginn des Programms seit Längerem mehrmals die Woche Sport treiben, was dann oft die Wirkung potenziert. Einfach, weil der Sport den Stoffwechsel noch mehr ankurbelt.

Ein „ganz normaler" Responder zu sein, reicht aber absolut. Man verliert effektiv Gewicht über die Zeit, vor allem durch die Kombination mit der Insulinsenkung.

✦ ✦ ✦

Herbert Hirschlers Abnehmreise

Auf der Suche

Wie sag ich's meiner Moni? Meinen Kindern? Wie werden meine Freunde reagieren?

Meine Frau bleibt gelassen, wie immer, wenn ich ihr wieder mal von einer neuen Spinnerei berichte, die ich gern machen würde. Genau wie damals, als ich mir plötzlich eingebildet hatte, Musiktexter zu werden. Oder als ich den Jakobsweg gehen wollte. Als ich anfing, Bücher zu schreiben, Vorträge zu halten oder sie plötzlich nach ihrer Meinung zu fragen zu besonders schrägen Methoden, die ich mir für meine Krimis ausgedacht hatte, um jemanden ins Gras beißen zu lassen.

Auf meine Moni war und ist immer Verlass. Klar macht sie sich ihre eigenen Gedanken, bringt ihre Überlegungen ein, und wir reden das durch. Aber sobald sie davon überzeugt ist, dass es mehr als nur ein

Hirngespinst ist, steht sie felsenfest hinter mir. So ist es auch bei dieser Spritze. Am nächsten Tag schickt sie mir schon ein paar Links und meint, wenn ich das mache, dann aber nur unter ärztlicher Aufsicht. Natürlich! Genau das habe ich sowieso vor, denn irgendwie geistern doch eine Menge Gedanken durch meinen Kopf. Ist diese Spritze wirklich gesund? Gibt es Nebenwirkungen? Wurde das Medikament ausreichend getestet? Aber ich frage mich auch, ob ich dann zur lustlosen Spaßbremse werde, wenn mir auf einer Feier kein Alkohol mehr schmeckt und ich statt Schnitzel oder Schweinsbraten nur mehr an Karotten und Salatblättern kaue?

Meine Kinder nehmen es erstaunlich locker, als ich ihnen von meinem Vorhaben erzähle. „Es ist gut, dass du was gegen das Gewicht tust. Es ginge natürlich auch anders …" Wenn ich auf unserer Terrasse den Griller anheize, versuchen sie regelmäßig, mir vegetarische Würstel und Tofu-Leibchen unterzujubeln. Aber so richtig gelungen ist ihnen das bisher nicht. Gekostet hab ich natürlich davon, aber erstens nur unter Protest und zweitens mit Unmengen von Grillsaucen, die ich darüber schütte, um den Geschmack zu neutralisieren.

Ich denke, es wird das Beste sein, wenn nur mal meine engste Familie von meinem Spritzenprojekt erfährt. Wer weiß, welche guten Ratschläge, Bedenken und Einwände sonst auf mich einprasseln. Man wird es schon früh genug merken, wenn die ersten T-Shirts an meinem Körper hängen wie ein zu großer Sack – hoffentlich?!

Nächtelang recherchiere ich im Internet und finde Tausende Einträge, die mich aber mehr verwirren als beruhigen. Aber weil für mich die Entscheidung längst gefallen ist und mir ein Institut besonders ins Auge fällt, das große Erfahrung im Umgang mit der Abnehmspritze zu haben scheint, beschließe ich, mich dort zu melden.

Die positiven Effekte der Abnehmspritzen

Die Abnehmspritzen sind Stoffwechsel-Medikamente mit echten Multi-Organ-Vorteilen. Sie wirken psycho-emotional, hormonell, organisch und gesellschaftlich – und ihr Potenzial reicht weit über das reine Abnehmen hinaus.

1. Gehirn und Psyche

Es kommt zu einer mentalen Entlastung, einfach weil der Heißhunger deutlich reduziert wird und der *Food-Noise,* also die dauerhafte innere Fixierung auf Essen, in den Hintergrund rückt. Durch Reduktion des Food-Noise wird das Essen entemotionalisiert und auch der Gusto auf verschiedene Nahrungsmittel, meist Süßigkeiten, wird deutlich geringer und damit kontrollierbar. Durch die Änderung des Essverhaltens entsteht eine stabilere Grundstimmung aufgrund des konstanteren Blutzuckerspiegels. Erste Studiendaten zeigen sogar, dass bei Übergewichtigen depressive Episoden in Länge und Ausmaß reduziert werden. Durch Entzündungsreduktion und bessere Gefäßgesundheit wird zudem die kognitive Funktion verbessert, also unsere Denkfähigkeit. Und auch der Schlaf wird verbessert und die Schlafapnoe reduziert. Generell lässt sich objektiv feststellen, dass sich bei Personen, bei denen das Medikament sehr gut wirkt, auch die Stimmung stabilisiert und die Menschen sich insgesamt einfach wohler und mehr in Balance fühlen.

2. Herz-Kreislauf-System

Die Wirkung im Herz-Kreislauf-System ist sehr spannend, weil wir dadurch sehen, dass die Spritze die Menschen deutlich gesünder machen kann. Die SELECT-Studie betont zum Beispiel die rasche und nachhaltige kardiale Risikoreduktion nach Therapie mit Semaglutid: Der Blutdruck sinkt, die Blutfette verbessern sich und die Gefäße gesunden, wodurch nachweislich weniger Herzinfarkte, Schlaganfälle und kardiovaskuläre Todesfälle zu beobachten sind. Durch Entlastung des Herzmuskels wird die Herzinsuffizienz deutlich verbessert und die Durchblutung und Gefäßelastizität optimiert.

3. Niere und Harnwege

Im Rahmen der FLOW-Studie konnte festgestellt werden, dass die Niere durch den Einsatz der Abnehmspritze geschützt wird – besonders bei Diabetes. Es kommt zu einem Verlangsamen des Fortschreitens chronischer Nierenerkrankungen.

4. Bewegungsapparat

Die Gelenke und der ganze Bewegungsapparat profitieren von der durch die Gewichtsreduktion verursachten Entlastung der Knie, Hüften und Wirbelsäule mit weniger Arthroseschmerzen und mehr Beweglichkeit. Gehen und Treppensteigen wird einfacher, dadurch entsteht eine höhere Belastbarkeit im Sport, aber auch im Alltag mit entsprechendem Zusatznutzen. Zusätzlich werden Entzündungsstoffe reduziert und dadurch Gelenksentzündungen gebessert, was zu einer besseren Balance und mehr Mobilität führt.

5. Leber und Verdauung

Für die Leber und die Verdauung entstehen natürlich Unmengen an Vorteilen, zumal Semaglutid in den diesbezüglich strengen USA bereits 2025 zur Behandlung der Fettleber freigegeben wurde. Insgesamt erholen sich die Leberenzyme und die Leberfunktion bei der Behandlung mit der Spritze, was den gesamten Stoffwechsel optimiert und nachhaltig verbessert. Das Darmsystem verbessert sich, und durch Änderung der Ernährung kann sich auch das Mikrobiom verbessern, was eigentlich den gesamten Körper in seiner Gesundung unterstützt. Die Insulinempfindlichkeit steigt, und damit sinkt die Insulinresistenz und das metabolische Syndrom wird verbessert.

6. Immunsystem

Die Spitze bewirkt, dass stille Entzündungen reduziert und die Zytokine so weit heruntergefahren werden, dass das im Blut nachweisbar wird. Das Immunsystem wird dadurch effizienter, und so dürfte sogar das Risiko für bestimmte Krebsarten – vor allen in Darm, Brust und Leber – sinken, die mit Übergewicht und Entzündung verknüpft sind, da auch der oxidative Stress reduziert wird.

7. Hormone und Stoffwechsel

Weil die Insulinempfindlichkeit verbessert wird, sind Patienten besser vor Diabetes geschützt. Die Betazellen der Bauchspeicheldrüse werden geschont und der Testosteronspiegel bei Männern kann steigen. Bei Frauen wirkt die Spritze hormonell balancierend, kann PCOS, das polyzystische Ovarialsyndrom, verbessern und im Wechsel mehr allgemeine Harmonie nach sich ziehen. PCOS tritt bei 8 bis 13 Prozent aller Frauen auf, führt zu Hormonstörungen, Insulinresistenz, unregelmäßigen monatlichen Zyklen und erschwertem Gewichtsverlust.

Die Schilddrüse wird durch die Spritze ebenfalls entlastet, DHEA- und Progesteron-Spiegel verbessern sich, was den Stoffwechsel stabiler macht. Cortisol wird außerdem reduziert, was ausgleichend und stabilisierend wirkt.

8. Atmung

Die Lunge profitiert insofern von der Spritze, als die Schlafapnoe verbessert wird und sie bei Übergewichtigen Asthmabeschwerden reduzieren kann. Insgesamt wird die Sauerstoffversorgung besser, was mehr Mobilität zulässt. Chronische Atemprobleme nehmen durch geringere Entzündungsreaktion ab.

9. Haut

Die Hautqualität wird durch die Blutzuckerkontrolle und verminderte Entzündungsreduktion besser. Es kommt zu einem Rückgang von Akne, vor allem bei Frauen mit PCOS. Die geringere Körpermasse reduziert das Schwitzen und damit verbundene Ekzeme.

10. Krebsprävention

Die indirekte Krebsprävention ist Mittelpunkt weiterer laufender Studien, da Übergewicht ja ein Risikofaktor für viele Krebsarten darstellt. Durch Gewichtsreduktion wird das viszerale Fett reduziert und der oxidative Stress verringert, das senkt das Risiko für Darm-, Brust-, Leber- sowie Bauchspeicheldrüsenkrebs.

11. Lebensqualität

Patienten haben im Alltag mehr Energie und deshalb eine erhöhte Leistungsfähigkeit. Sie klagen weniger über Müdigkeit und zeigen höhere Mobilität, dadurch verbessert sich der Allgemeinzustand. Das Selbstvertrauen steigt durch das bessere Körperbild, da auch der soziale Druck und die Stigmatisierung abnehmen. Das allgemeine Gesundheitsgefühl steigt und Begleiterkrankungen werden gesenkt.

12. Longevity

Durch die Anwendung der Spritze sinkt das biologische Alter, und die Telomere verlängern sich. Die Lebenserwartung steigt, und das Risiko für chronische Erkrankungen sinkt. Die Reduktion allgemeiner Entzündungsreaktionen im Körper sorgt durch Schutz vor Zellstress für einen potenziellen Anti-Aging-Effekt. Auch unser Gehirn profitiert vom veränderten Stoffwechsel, und das dürfte die Entstehung von Alzheimer und Parkinson reduzieren. Studien dazu laufen derzeit, und erste konkrete Ergebnisse werden 2027 erwartet.

Nebenwirkungen bestmöglich vorbeugen

„Wenn behauptet wird, dass eine Substanz keine Nebenwirkungen zeigt, so besteht der dringende Verdacht, dass sie auch keine Hauptwirkung hat."
Gustav Kuschinsky, Pharmakologe

Das Thema Nebenwirkungen sorgt oft für Verunsicherung. Es gibt mittlerweile viele Studien und Untersuchungen zur Abnehmspritze, und natürlich haben wir auch sehr gute Daten bezüglich der Nebenwirkungen. Ernsthafte Nebenwirkungen traten bei 11 Prozent der Semaglutid-Patienten auf. Gar nicht so wenige also. Aber: In der Placebogruppe, die gar keinen Wirkstoff erhalten haben, traten die Nebenwirkungen auch bei 9 Prozent auf. Da besteht also kein nennenswerter Unterschied. Das ist die Kraft der Psyche, die bei Menschen, die sich schon vorher Gedanken um mögliche Ereignisse und Sorgen machen, diese dann auch wirklich eintreten lassen. Personen, die einer Behandlung von Anfang an positiv gegenüberstehen, und das ist meine Erfahrung, leiden auch weniger an unerwünschten Problemen.

Man muss vielleicht etwas Geduld mit anfänglichen eventuellen Nebenwirkungen haben, die erste Zeit kann für sensible Personen herausfordernd sein, aber danach wird es in der Regel immer besser werden. Deshalb ist es mir wichtig, meine Perspektive und Erfahrungen mit Ihnen zu teilen – ergänzt durch das, was ich täglich aus den Gesprächen bei den Kontrollterminen gespiegelt bekomme.

Viele der typischen Nebenwirkungen wie Übelkeit, ganz seltenes Erbrechen, Kopfschmerzen, Durchfall, Verstopfung, Schwindel oder Kälteempfinden sind oft keine Zufälle, sondern hausgemacht oder entstehen durch eine individuelle, zu hohe Dosierung oder ein zu starkes Kaloriendefizit. Diese Nebenwirkungen können vor allem am Beginn der Behandlung auftreten oder manchmal auch bei nötigen Dosiserhöhungen. Sie sind tatsächlich meist leicht und moderat und können mit Hausverstand betrachtet gut überstanden werden.

Ein paar Tipps: Essen Sie kleinere Portionen und trinken Sie unbedingt mehr, und das ganz bewusst. Bei manchen Patienten wird auch das Durstgefühl durch die Spritze etwas reduziert, und deshalb muss man sich über den Tag Trinkziele setzen. Achten Sie in dieser Phase vermehrt auf Ihr Hungergefühl und auf Ihren tatsächlichen Durst. Vermeiden Sie unbedingt sehr fette und sehr süße Speisen, und essen Sie wirklich leichte und leicht verdauliche Kost.

Die absolute Mehrheit der Patienten hat gar keine oder kaum Nebenwirkungen, circa 90 Prozent unserer Patienten sind eigentlich absolut beschwerdefrei. Geringe Übelkeit und ein flaues Gefühl im Bauch kommen meistens am Beginn der Behandlung, also in den ersten Wochen vor, oder manchmal auch bei den nötigen Dosiserhöhungen. In den wenigen Fällen, wo in späterer Folge Übelkeit auftritt, ist unbewusst doch vorhandener Hunger einfach das Hauptproblem – auch, weil Patienten oft gar keinen Appetit mehr verspüren. Das kann nämlich auch vorkommen, daran sollte man bei der Behandlung auch unbedingt denken. Deswegen hilft im Zweifelsfall oft ein Zwieback oder ein kleines Stück trockenes Brot. Die Spritze unterdrückt den Appetit, aber eben nicht den Energiebedarf. Essen, auch wenn es nur wenig ist, hilft dann tatsächlich!

Kopfschmerzen und Verstopfung sind oft ein Zeichen für zu wenig Flüssigkeit oder für zu wenig Ballaststoffe. Gerade die sind beim Abnehmen aber sehr wichtig. Hier gibt es gute Präparate, die unterstützend helfen können. Ich empfehle auch mindestens 3 Liter Flüssigkeit am Tag, gern auch mehr. Die Faustregel lautet: Trink so lange, bis die Kopfschmerzen weg sind.

Der Schlaf kann sich gerade am Anfang ändern, das legt sich aber wieder. In der Regel schlafen die Patienten besser. Fehlende Energie oder Müdigkeit können vorkommen, hier ist der Grund oft tatsächlich ein Mangel an Nahrung bei fehlendem Hunger.

Durchfall tritt meist nach fettigem oder zu üppigem Essen auf – besonders Junk Food, Saucen oder Frittiertes. Gerade zu Beginn ist das für die Verdauung einfach viel zu viel. Lassen Sie Fettiges besser einfach überhaupt weg, Ihr Körper wird es Ihnen danken. Die Waage übrigens auch. Schwindel und Kälte sind häufig Folge eines zu großen Kaloriendefizits eventuell in Kombination mit einer leichten Unterzuckerung – auch das kennt man unabhängig von Wegovy oder Mounjaro. Und generell tut es uns gut, wenn wir Bewegung und gesunde Lebensmittel in den täglichen Ablauf integriert.

Wenn Patienten zuerst keine Beschwerden hatten und diese nach einer Dosiserhöhung auftreten, ist die neue Dosis möglicherweise doch zu hoch. Bei besonders empfindlichen Personen kann man die Dosis reduzieren oder auf zwei Mal wöchentliche, deutlich geringere Gaben umstellen, was sich als *Split-Dosing* sehr bewährt hat.

Und eines noch: Wenn Sie sich nun angenommen einer Behandlung mit Wegovy über sechs Monate unterziehen, dann ist nicht an jedem Unwohlsein, Durchfall oder Kopfweh die Spritze schuld. Solche Dinge passieren auch ohne Spritze öfters in sechs Monaten.

Aber ganz selten gibt es eben leider doch ernsthafte Nebenwirkungen wie eine Gallenkolik, Bauchspeicheldrüsenentzündung, NAION, also eine plötzliche schmerzlose Sehminderung in einem Auge, die bis zur Blindheit führen kann, sowie Gastroparese. Eine Gallenkolik und eine auch daraus entstehende Bauchspeicheldrüsenentzündung stellen ebenfalls eine ernsthafte Nebenwirkung dar. Die vor Beginn durch das Blut festgestellte dezidierte Gesundheit der Leber und Bauchspeicheldrüse kann hier vorbeugend schon sehr wichtig sein.

Mehrere Studien und Analysen deuten jedoch darauf hin, dass GLP-1-Agonisten das Risiko für eine akute Bauchspeicheldrüsenentzündung nicht erhöhen. Ergebnisse großer epidemiologischer Studien zeigten, dass eine Semaglutid-Anwendung bei Erwachsenen mit Typ-2-Diabetes mit einem etwa doppelt so hohen Risiko verbunden war, eine NAION zu entwickeln, verglichen mit Personen, die den GLP-1-Rezeptor-Agonisten nicht anwendeten. So trat hier ein (!) zusätzlicher Fall von NAION pro 10.000 Personenjahren auf – Personenjahre sind dabei die zusammengezählten Behandlungsjahre aller Patienten in einer Studie –, aber eben nur bei vorbestehendem Diabetes. Langjährige Diabetiker sollten sich deswegen vor Beginn einer augenärztlichen Untersuchung unterziehen, um die Netzhaut beurteilen zu lassen.

Die Gastroparese ist eine seltene Erkrankung, an der circa 2 Prozent der Bevölkerung ohne GLP-1 leiden. Es handelt sich hier um eine Magenentleerungsstörung bis hin zur Magenlähmung, die meist bei Diabetikern anzutreffen ist. Gastroparese unterschiedlichen Ausmaßes kann bei 0,1 Prozent der Semaglutid-Patienten auftreten, eine andere Studie nennt 7 Patienten auf 1000 Patientenjahre. Also insgesamt eine seltene Erkrankung, und das meist bei zu hohen Dosierungen und zu hoher Dosisgeschwindigkeit.

Aber all das muss im Rahmen einer individuellen Beratung auch individuell angesprochen werden, generell muss aber betont werden, dass die Rate von ernsthaften Nebenwirkungen, im Vergleich zu vielen anderen häufiger verwendeten Medikamenten, eher als gering zu bezeichnen ist. Man sollte all diese Komplikationen keinesfalls verharmlosen, aber eben in einer Diskussion über die Abnehspritze auch nicht überstrapazieren, zumal eine gute Diagnostik vor der Behandlung die potenziellen Ereignisse und Wahrscheinlichkeiten, bis auf die Gastroparese, gut abschätzen kann. Und im Zweifelsfall wird man halt vor Beginn noch zum Augenarzt oder Radiologen geschickt.

Wann die Spritze ungeeignet ist

Die Spritze, egal welche der besprochenen, ist und bleibt ein Medikament, welches in den gesamten Stoffwechsel des Menschen eingreift und ihn verändert. Sie ist keinesfalls geeignet, um als „Lifestyle-Spritze“ missbraucht zu werden, also als Dauermedikation im Alltag, ohne tatsächlich Übergewicht zu haben. Menschen mit geringem Übergewicht mit einem BMI unter 27 sollten die Abnehmspritze nicht erhalten, auch weil die Zulassung ganz klar sagt, dass die Anwendung erst ab einem BMI von 30 oder höher oder ab einem BMI von 27 mit einer bereits vorhandenen Zusatzerkrankung indiziert ist. Zusatzerkrankungen wären da zum Beispiel hoher Blutdruck, Fettstoffwechselstörung oder Fettleber.

Diabetiker mit insulinpflichtigem Diabetes sollten das Medikament nicht verwenden, da es zu unbeherrschbaren Blutzuckerschwankungen mit entsprechenden Problemen kommen kann. Personen mit einer Vorgeschichte einer Bauchspeicheldrüsenentzündung sollten das Medikament nicht verwenden, ebenso wie Personen mit einer familiären Häufung eines medullären Schilddrüsenkarzinoms, was allerdings sehr, sehr selten ist. Personen mit langjährigem Diabetes und bereits bestehenden Veränderungen am Augenhintergrund oder auf der Netzhaut sollten das Medikament ebenfalls nicht erhalten, hier besteht die sehr seltene Gefahr der NAION.

Aufpassen und engmaschig kontrollieren muss man auch bei Patienten mit bestehenden Gallensteinen oder immer wiederkehrenden Gallenblasenentzündungen wegen der durch das starke Abnehmen erhöhten Gefahr der Gallenblasen- oder Bauchspeicheldrüsenentzündung – gerade diese Entzündung der Bauchspeicheldrüse ist eine schwerwiegende Erkrankung, die unbedingt stationäre medizinische Betreuung und akute Hilfe erfordert.

Auch Personen, die unrealistische Erwartungen bezüglich des Abnehmens haben, sollten die Therapie besser nicht in Erwägung ziehen. Gemeint sind damit Personen, die nicht bereit oder nicht imstande sind, ihre Ernährung, ihr Verhalten und ihre Einstellung zum Essen zu ändern. Sie werden von der Abnehmspritze nicht profitieren. Personen, die sich in einer schweren emotionalen Lebenskrise befinden, sollten zuerst versuchen, die Krise zu lindern und Kraft zu schöpfen, um erst dann die Therapie zu beginnen. Wer nicht bereit ist, sich mit sich selbst auseinanderzusetzen, um Dinge und Umstände zu ändern, wird mit der Spritze keinen Erfolg haben. Das gilt auch für Personen, die einfach nicht einsehen wollen, dass zum Abnehmen mehr als die Spritze gehört.

Wer eine umfassende Betreuung und eine Änderung des Lifestyles ablehnt und eventuell sogar absichtlich boykottiert, sollte nicht damit behandelt werden.

Die Kostenfrage

Zum aktuellen Zeitpunkt Anfang 2026 erhält kein Patient, egal wie und wo er versichert ist, eine Spritze zum Abnehmen auf Kassa, also kostenlos. Übergewichtige und diagnostizierte Diabetiker können allerdings nach diversen Vorbehandlungen über eine gewisse Zeit, wenn sich das alles als erfolglos erwiesen hat, Ozempic oder auch Victoza mit dem Wirkstoff Liraglutid auf Kassenrezept erhalten.

Wegovy kostet aktuell in den unterschiedlichen Dosierungen 212 € (0,25 mg/0,5 mg/1,0 mg), 308 € (1,7 mg) oder 333 € (2,4 mg) für vier Wochen mit wöchentlicher Injektion. Je höher man die Dosierung mit der Zeit steigert, desto teurer wird es also. Begonnen wird immer mit der geringsten Dosierung.

Mounjaro kostet derzeit 258 € für die Erstdosis von 2,5 mg, 333 € für 5,0 mg, 466 € (7,5 mg/10,0 mg) und 581 € (12,5 mg/15,0 mg) ebenfalls für vier Wochen, ist also insgesamt doch deutlich teurer als Wegovy. Als Grund wird vom Hersteller der erhöhte Produktionspreis für den Doppelagonismus angegeben.

Ozempic ist günstiger als Wegovy oder Mounjaro, ist aber, wie beschrieben, eigentlich gar keine zugelassene Abnehmspritze und sollte deshalb unbedingt Diabetikern vorbehalten bleiben, die dieses Medikament dringend brauchen.

Es gibt Möglichkeiten, Pens zwecks Wirtschaftlichkeit länger zu nutzen, die aber nur gemeinsam mit der ärztlichen Betreuung beschlossen und angewandt werden können. Diese Details können im Rahmen der Betreuung mit zwei bis drei Monaten Erfahrung in der Therapie besprochen werden. Und eines ist noch ganz wichtig beim Klick-Dosing: Man kann, und das ist sehr wertvoll, bei manchen Patienten viel feiner dosieren, wenn sich das als notwendig herausstellt. Wo mir bei Wegovy sonst nur entweder 1,0 mg oder 1,7 mg als Pen zur Verfügung stehen, kann man auch mit 1,2 mg oder 1,5 mg arbeiten, was ohne Dosing nicht funktioniert. Und da ist man dann flexibler und kann genauer dosieren, was oft verträglicher ist, zusätzlich zum Sparen.

Auch die kompetente ärztliche Betreuung stellt natürlich einen Kostenfaktor dar, doch sie ist das Um und Auf für den nachhaltigen Erfolg der gesamten Behandlung im Abnehmprozess. Vorab gehört die umfassende Diagnostik unbedingt in ärztliche Hände. Dazu kommen in der laufenden Therapie dann regelmäßige Kontrollen, motivierende Gespräche, Vorschläge zu Verhaltensänderungen und Tipps für das Troubleshooting, das Eingehen auf die persönliche Situation und die Ereignisse der vergangenen vier Wochen, die Besprechung und Änderung von Störfaktoren wie Stress und schlechtem Schlaf, Dosisanpassungen der Spritze selbst abhängig von Erfolg und Befinden, Mikronährstoffberatung, Makronährstoffberatung, Ernährungsberatung, Blutabnahmen zur Kontrolle diverser Parameter im Blut, Optimierungen zur Reduktion allfälliger Nebenwirkungen, Hormonbeurteilungen, gegebenenfalls Hormonsubstitution wichtiger Defizite und psychologische Führung der Patienten. Es geht für Ärzte darum, den Patienten zu zeigen und sie spüren zu lassen, dass man das alles mit ihnen gemeinsam macht, sie aktiv unterstützt und an ihrer Seite steht, nach bestem Wissen und Gewissen. Dazu gehört auch, und das schätzen Patienten sehr, dass man sich ein paar Tage nach dem Setzen der ersten Spritze telefonisch meldet, um sich nach dem Befinden zu erkundigen und kleine Fragen oder etwaige Unsicherheiten zu besprechen. Dazu gehört auch, dass die Patienten eine umfassende schriftliche Anweisung zum Programm erhalten, in der alles, wirklich alles, zu diesem Thema ganz genau erklärt wird.

Die Kosten für all das werden in Österreich zwischen 100 € und bis zu 300 € pro Termin liegen, abhängig von der Länge des Termins und der Erfahrung mit dieser speziellen Therapie, aber sicher auch von der Postleitzahl. Und man muss beachten, dass eine ganzheitliche Betreuung und Optimierung mit funktionellem und/oder hormonellem Hintergrund höher zu bewerten ist als nur ein kurzes Gespräch und das Ausstellen eines Rezeptes.

Mit diesen Kosten müssen Sie also absolut rechnen und Sie müssen entscheiden, ob Sie sich diese Behandlung auch über einige Monate leisten können und auch wollen. Was ich aus meiner Erfahrung und aus dem Feedback der zahlreichen Patienten sagen kann, ist, dass bis dato eigentlich niemand gesagt hat, dass sich die erfolgreiche Behandlung samt Betreuung nicht ausgezahlt hätte. Und ich glaube auch, dass gerade die Tatsache, dass das Abnehmen mit einer Abnehmspritze den Patienten tatsächlich Geld kostet, dafür sorgt, dass dieses Abnehmen dann wirklich ernst genommen wird und dass die hohe Motivation der Patienten und damit der oft beeindruckende Erfolg genau davon kommt. Auf Deutsch: Was nichts kostet, ist nichts wert.

✦ ✦ ✦

Herbert Hirschlers Abnehmreise

Es wird ernst

Jetzt sitze ich tatsächlich hier im Kurtrakt des ***Steigenberger Hotels*** in Krems. ***Cardea Wachau*** heißt dieses „Ambulatorium für physikalische Medizin“ und hier habe ich vor, mich unter ärztlicher Betreuung auf das „Abenteuer Abnehmspritze“ einzulassen.

Die Damen am Empfang sind schon mal sehr nett, das Ganze macht einen äußerst professionellen Eindruck. Dann geht's zum Arzt. Ein sympathischer Mittdreißiger erklärt mir die Wirkungsweise von Wegovy, dem Präparat, das bei mir eingesetzt werden soll. Ich verstehe nicht alles sofort, aber die drei hauptsächlichen Effekte bleiben doch hängen. Erstens: Durch die Behandlung wird ein Botenstoff freigesetzt, der direkt das Belohnungszentrum im Hirn beeinflusst und so Heißhungerattacken vermeiden soll. Zweitens wird der Insulinspiegel reguliert, und drittens bleibt die Nahrung länger im Darm, was für ein anhaltendes Sättigungsgefühl sorgt. Bezüglich Nebenwirkungen beruhigt mich der Herr Doktor mit der Aussage, dass der Wirkstoff schon seit Langem in der Diabetes-Behandlung eingesetzt werde. Manche Patienten würden vor allem am Beginn über Kopf- oder leichte Bauchschmerzen klagen, aber das wäre es im Großen und Ganzen. Ganz selten könne es allerdings auch zur Entzündung der Bauchspeicheldrüse kommen, daher solle man diese Spritzenkur nur unter ärztlicher Aufsicht machen.

Weil ich ja immer schon das Grundvertrauen in mir herumtrage, dass mir sowieso nichts Gröberes passieren kann, bin ich fest davon überzeugt, dass bei mir keine derartigen Nebenwirkungen auftreten werden. Und wenn doch, dann weiß ich, dass ich hier in guten Händen bin.

Ich wäre also bereit für die erste Spritze. Aber nix gibt's. So schnell gehe das nicht, meint der Herr Doktor. Um sich ein genaues Bild vom Patienten zu machen, seien einige Untersuchungen notwendig. Na geh – ich möchte gern sofort loslegen. Aber natürlich unterstreicht dieses Vorgehen die Professionalität, mit der hier gearbeitet wird.

Mittels Atemcheck wird zuerst ermittelt, wie denn mein Stoffwechsel funktioniert. Dann werde ich am ganzen Körper verkabelt, damit die genaue Zusammensetzung meines zierlichen Bodys analysiert werden kann. Fett, Muskeln, Wasser und was weiß ich noch alles. Jetzt wäre noch ein großes Blutbild dran, aber leider wusste ich nicht, dass das heute am Plan stehen würde – und mit einer Leberkässemmel aus dem Tankstellenshop dreißig Kilometer vor dem Institut gilt man nicht mehr als nüchtern. Daher bekomme ich einen neuen Termin für kommenden Freitag. Wieder zwei Mal eineinhalb Stunden Fahrtzeit für wahrscheinlich fünf Minuten Blutabnahme. Aber ich hab mir nun mal eingebildet, hier meinen Weg zum Tanzkurs zu starten, und da ist mir dieser Zeitaufwand eigentlich egal. Außerdem kommen mir beim Autofahren auch immer wieder Ideen für neue Songs oder für meinen Krimi, die ich dann in mein Handy spreche. Ich kann die Zeit also produktiv nutzen.

Nachdem mir wenige Tage später auch Blut abgezapft wurde, erhalte ich einen neuen Termin in einer Woche. Da wird der Leiter des Instituts mit mir die Ergebnisse der Untersuchungen besprechen – und da werde ich endlich auch meine erste Spritze bekommen.

Aber als ich auf den Kalender schaue, sehe ich, dass dieser Termin genau vor dem Osterwochenende ist. Der Ostermontag ist, wie jedes Jahr, reserviert für die ultimative Hirschler-Family-Feier. Mittlerweile sind wir schon mehr als zwanzig Personen, Geschwister, Nichten, Neffen, alle natürlich mit Anhang und viele mit Nachwuchs. Wir werden immer mehr, jedes Jahr wird der Kinderwagen-Korso im Hof größer.

Kurz – dieses Datum ist seit Jahrzehnten ein Fixpunkt in unserem Familienkalender, da wird gefeiert und gelacht, und natürlich wird da auch mächtig über die Stränge geschlagen. Ohne Rücksicht auf Verluste, denn wenn wir alle zusammenkommen, da geht's schon hoch her. Ich beschließe daher, dass es besser ist, wenn ich den Start in mein Abnehmabenteuer auf einen Tag nach diesem Osterwochenende verschiebe.

Kurz und bündig: die häufigsten Fragen zu Abnehmspritzen

1. Muss ich die Abnehmspritze ein Leben lang anwenden?

Nicht zwingend. Viele Patienten nehmen sie mehrere Monate, ganz wenige auch Jahre, bis ein stabiles Gewicht erreicht ist. Durch intensive Auseinandersetzung mit der gesamten Thematik rund um Essen, Bewegung und den kontrollierten Umgang mit dem eigenen Gewicht kann die Behandlung aber irgendwann beendet werden. Denn wer das Medikament nützt und dann später auch wieder absetzt, sollte parallel seinen Lebensstil bereits angepasst haben – sonst kommt es wahrscheinlich zu einer erneuten Gewichtszunahme.

Die Einstellung zum Essen an sich muss sich nachhaltig ändern und als neues Mindset fest verankert werden. Deshalb hilft ein begleitendes psychotherapeutisches Coaching tatsächlich sehr, um persönliche Schwächen kennenzulernen und Strategien zu erlernen, das Gewicht allein zu kontrollieren. Ein Trend, der langsam entsteht, ist, nach einer ersten erfolgreichen Behandlung in eine On/Off-Behandlung überzugehen. Was nichts anderes bedeutet, als dass man die Spritze – abhängig von der Notwendigkeit – nach einigen Monaten wieder ein bis zwei Monate anwendet, um dadurch das geringe neu entstandene Übergewicht wieder zu verlieren. Ich denke persönlich tatsächlich, dass diese Methode der einmal jährlichen Kurzbehandlung ein Trend werden wird.

2. Wie lange muss ich die Spritze nehmen?

Das kommt – auch – darauf an, wie viel Gewicht Sie insgesamt abbauen wollen. Und dieser Wert wird dann durch 4 dividiert, weil das in etwa der machbaren und sinnvollen beziehungsweise gesunden Gewichtsreduktion in Kilogramm pro Monat entspricht.

Als Beispiel: Wer 20 Kilo abnehmen will, muss, dividiert durch 4, mit einer fünfmonatigen Behandlung rechnen. Dieser Wert dient allerdings nur zur Orientierung – manche Menschen nehmen im

Durchschnitt zwei Kilo im Monat ab. Alles zwischen zwei und vier Kilo ist aber als Erfolg zu werten, die erste Tendenz sieht man nach vier Wochen. Das definitive Wunschgewicht kann sich aber während der Behandlung durchaus ändern – das steht den Patienten natürlich frei. Und man muss sich den Gewichtsverlust auch immer wieder mathematisch vor Augen halten: Wenn eine Dame beispielsweise von 80 auf 64 Kilo abnehmen will, dann bedeutet das ja einen prozentuellen Gewichtsverlust von unglaublichen 20 Prozent, was ja schon eine echte Ansage ist und einen riesigen Erfolg darstellt.

3. Was passiert, wenn ich mit der Spritze aufhöre?

Der Appetit kehrt sicher wieder zurück, und das Risiko für Jo-Jo-Effekte steigt. Das bedeutet nicht, dass sofort alle Kilos wiederkommen – aber ohne gesunde Ernährung und Bewegung steigt das Gewicht meist wieder kontinuierlich. Das Absetzen sollte deshalb gemeinsam mit dem Arzt ausschleichend erfolgen, also durch eine wöchentliche Reduktion der Dosis über mindestens zwölf Wochen. Dieser Zeitraum ist extrem wichtig, weil sich hier der Stoffwechsel neu programmieren muss. Für eine gewisse Zeit besteht dann auch die Möglichkeit des *Micro-Dosings*, der Verabreichung sehr geringer Dosen, was den Patienten eine kleine, aber äußerst wirksame Unterstützung bringt. Das Gehirn erhält dadurch fortlaufend kleine Mengen des Wirkstoffes und reduziert dadurch das Hungergefühl. Allerdings muss sich der Patient weiterhin aktiv mit seinem Essverhalten auseinandersetzen. Diese Behandlung wird immer mehr an Bedeutung gewinnen, zumal sie durch die niedrigen Dosen auch extrem günstig gestaltet werden kann.

4. Wie viel kann ich mit der Abnehmspritze abnehmen?

Die STEP-1-Studie als Zulassungsstudie der Abnehmspritzen ergab, dass wöchentliche Injektionen von Semaglutid bei Erwachsenen mit Adipositas in Kombination mit einer Lebensstiländerung in 68 Wochen einen durchschnittlichen Gewichtsverlust von etwa 15 Prozent (ca. 15,3 Kilo) bewirkten, während die Placebogruppe nur etwa 2,4 Prozent abnahm. Wichtige Ergebnisse waren auch, dass drei von vier Teilnehmern in der Semaglutid-Gruppe mehr als 10 Prozent ihres Körpergewichts verloren, wobei bei einem Drittel sogar über 20 Prozent erreicht wurden. Extrem motivierte, gut betreute und sehr kooperative Patienten können sogar, laut eigener Erfahrung aus der Praxis, manchmal 20 Prozent des Körpergewichtes in nur vier Monaten verlieren. Die 20 Prozent sind in sechs Monaten bei den meisten aber tatsächlich zu erreichen – natürlich immer abhängig vom Ausgangsgewicht und vom Ausmaß der eingeleiteten Lebensstiländerung. Manche Patienten sind noch erfolgreicher: Ein 32-jähriger Patient von mir verlor unglaubliche 25 Prozent seines Körpergewichts in knapp über viereinhalb Monaten. Bei einem Ausgangsgewicht von 152 Kilo hat er in der relativ kurzen Zeit 39 Kilo verloren. Solche Fälle stellen zwar sicher nicht den Standard dar, aber man sieht, was man erreichen kann, wenn man sein Leben umfassend ändert und sich einmal wöchentlich eine Spritze verabreicht. Bei einer guten Betreuung sind die Ergebnisse auf jeden Fall deutlich besser als in der STEP-Studie, und das in viel kürzerer Zeit. Was also wirklich zählt, ist der prozentuelle Gewichtsverlust ausgehend vom Ausgangsgewicht. Das muss bei der Betreuung jedes Mal berechnet und beachtet werden und nicht der reine Gewichtsverlust in Kilogramm.

5. Zahlt die Krankenkasse die Therapie?

Im deutschsprachigen Raum übernehmen Krankenkassen die Therapie in der Regel nicht. Die Spritzen sind privat zu bezahlen, die genauen Kosten von oft mehreren 100 Euro pro Monat sind abhängig vom Präparat und von der Dosis (siehe dazu auch Seite 73). Es gibt jedoch Diskussionen, ob sich das künftig ändern könnte. Und man kann durch eine gute Begleitung auch Geld sparen, indem

Click-Dosing angewendet wird. Das bedeutet, dass man mit einem Pen mit einer höheren Dosis auch geringere Dosen spritzen kann. Ein Pen reicht dann oft für acht Wochen oder länger, was die monatlichen Kosten der Spritzen mehr als halbieren kann. Das aber erst, sobald der Patient schon etwas Erfahrung im Umgang und Alltag damit hat, meist nach frühestens zwei bis drei Monaten.

6. Darf ich während der Anwendung Alkohol trinken?

In Maßen ja, aber Alkohol kann Nebenwirkungen wie Übelkeit verstärken und liefert leider nur absolut „leere Kalorien". Regelmäßiger Konsum macht die Therapie deutlich weniger effektiv, weil Alkohol als Zellgift nach Genuss sofort über die Leber abgebaut wird, was die Leber ungemein beschäftigt und damit den Fettabbau gleich für Stunden blockiert. Für das Abnehmen ist Alkohol, egal in welcher Form, also wirklich hinderlich!

7. Verträgt sich das mit meinen anderen Medikamenten?

In den meisten Fällen ja. Wichtig ist, dass ein Arzt Ihre gesamte Medikation kennt – insbesondere bei Diabetes, Blutdruck- oder Schilddrüsenerkrankungen. Wechselwirkungen sind selten, müssen aber individuell geprüft werden, und gegebenenfalls muss auch die Dosis angepasst werden.

8. Muss ich meinen Alltag stark umstellen?

Nein, nicht zwingend – aber die Spritze ist auch kein „Freifahrtschein". Sie hilft, weniger Appetit zu haben, aber den Erfolg bestimmen nur Sie, indem Sie sich ausgewogen ernähren, ausreichend bewegen und Schlaf sowie Stress im Blick behalten. Die Ernährung an sich, die Essenszeiten und die Essenshäufigkeit müssen insulinfreundlicher und damit schon zwingend geändert werden, was aber den Alltag wenig beeinflussen wird.

9. Was tun bei Nebenwirkungen wie Übelkeit?

Das ist häufig in den ersten Wochen oder bei Dosiserhöhungen der Fall. Meist hilft es, kleinere Portionen zu essen, bewusst langsam zu essen, Fettiges und Frittiertes oder sehr Süßes zu vermeiden und genug Wasser oder Tee zu trinken. In vielen Fällen klingen die Beschwerden nach einiger Zeit ab, und in der Regel hören die Nebenwirkungen nach einigen Wochen auch ganz auf. Ingwertee hilft sehr gut gegen Übelkeit, mehr trinken oft bei Kopfschmerzen.

10. Wirkt sich die Spritze auf Hormone, Fruchtbarkeit oder Libido aus?

Direkt nein – die Abnehmspritze ist, obwohl ihr Wirkstoff zu 97 Prozent ein natürliches Hormon darstellt, kein klassisches Hormonpräparat mit Wirkung auf unsere Geschlechtshormone. Die Spritze kann allerdings harmonisierend und ausgleichend wirken, wovon sehr viele Patienten positiv berichten. Indirekt kann eine Gewichtsabnahme Zyklus, Fruchtbarkeit und auch Libido tatsächlich positiv beeinflussen, was gerade als weibliche Patientin in Bezug auf Verhütung beachtet werden sollte. Bei bestehendem Kinderwunsch sollte die Therapie mit dem Arzt deshalb genau abgesprochen werden.

11. Was passiert mit meiner Haut und meinen Muskeln, wenn ich viel abnehme?

Je nach Alter, Hauttyp und der Geschwindigkeit des Gewichtsverlustes kann überschüssige Haut entstehen. Sport, vor allem Kraftsport, ausreichende Proteinzufuhr und Hautpflege können helfen – manchmal ist jedoch bei Abnahmen in der Größenordnung von 40 bis 50 Kilo eine spätere Operation die einzige Lösung. Deshalb ist auch die Geschwindigkeit des Abnehmens entscheidend: Es sollte nicht zu schnell gehen. Hier sind gute Betreuung und eine passende Dosis gefragt, denn bei optimaler Abnehmgeschwindigkeit hat die Haut mehr Zeit, sich an das kleinere Volumen zu gewöhnen und kann sich bis zu einem gewissen Grad mitbewegen. Sowohl die Muskulatur als auch die Knochen müssen beim Abnehmen ebenfalls unbedingt geschützt und aktiv unterstützt werden. Auch hier geht es um genug Eiweißzufuhr in einer ausgewogenen und gesunden Ernährung, um wenigstens moderates Krafttraining, ausreichend Bewegung – vor allem im Alltag – und um einen ausgeglichenen Hormonspiegel.

12. Woher weiß ich, ob die Abnehmspritze für mich geeignet ist?

Am besten finden Sie das in einem ausführlichen ärztlichen Beratungsgespräch heraus, das auf ihre individuelle Situation eingeht und diese analysiert. Geeignet ist die Therapie meist ab einem bestimmten BMI oder bei Folgeerkrankungen wie Diabetes oder Insulinresistenz. Wichtig: Die Motivation, das Verhalten und die Begleitung sind entscheidend – die Spritze ist ein perfektes Werkzeug, allerdings auch kein Zauberstab. Das erfordert individuelle Anpassungen, Überwachungen und eine enge, vertrauensvolle Arzt-Patienten-Beziehung. Wenn Sie das alles verstehen und akzeptieren, dann stellen Sie auch selbst fest, ob die Spritze für Sie geeignet ist – Sie werden es spüren.

13. Wie weiß ich, was ich wann essen darf oder essen soll?

Ihr Körper wird es Ihnen einfach sagen, er wird sich bemerkbar machen. Sie beginnen beim Abnehmen einfach damit, wirklich nur zu essen, wenn Sie Hunger haben, und beobachten dann, wie sich das genau entwickelt. Sie werden in der Folge registrieren, wie Ihr persönliches Zeitfenster für das Essen aussieht und wann Ihre „essensfreie" Zeit ist. Auf Snacks und Zwischenmahlzeiten sollte verzichtet werden. Sie gestalten Ihre Ernährung nach gewissen Grundprinzipien (siehe Seite 121) und nutzen zusätzlich zum Beispiel ChatGPT für konkrete Pläne nach der ersten Phase (siehe auch Seite 129). Und Sie werden sehen, dass Sie sich, wenn Sie es zulassen, perfekt ernähren werden können. Kohlehydratarm, proteinreich und insulinfreundlich, das sind an sich die einzigen Vorgaben, um Ihre Abnehmreise bestmöglich zu gestalten. Dann können Sie mit der genauen Anzahl der Mahlzeiten spielen und auch die tägliche Bewegung oder Sporteinheiten anpassen, um ein Kaloriendefizit zu erreichen, das sie selbst erstellen und gestalten. Ein guter Indikator für richtige Ernährung ist übrigens, ob sie bunt ist: Viele Farben bedeuten normalerweise, dass die Nahrung auch ballaststoffreich und damit gesund ist. Darüber freut sich der Darm, der uns ja am Herzen liegt und wichtig für den Stoffwechsel ist (siehe auch Seite 29).

\+ + +

Herbert Hirschlers Abnehmreise

Die erste Spritze – Ausgangsgewicht 133,6 kg

Nach meinem letzten Termin hat man mir per Mail eine Menge Informationsmaterial zugeschickt. Im Institut werden Vorträge über die Wirkungsweise von Wegovy angeboten. Da ich keine Zeit hatte, persönlich dabei zu sein, landete auch ein Videomitschnitt dieser Präsentation in meinem Postkasten. Das alles habe ich mir natürlich angeschaut, mich in die Materie eingelesen und mir auch die zugesandten Untersuchungsergebnisse angeschaut. Aber der Großteil war für mich wie ein böhmisches Dorf.

Jetzt sitze ich hier vor dem Leiter des Instituts, DDr. Jahl, und er erklärt mir, dass er selten einen Patienten hat, der einen achtzigprozentigen Kohlehydrate-Stoffwechsel aufweist. Eigentlich sollte dieser Wert bei zwanzig Prozent liegen. Aha! Und was heißt das jetzt? – Dass wir den Fettstoffwechsel hinaufbringen sollten, der ist bei mir nur auf fünf Prozent. Okay, wenn er das sagt, dann wird er schon recht haben. Gut dagegen sei mein Grundumsatz von über zweitausend Kilokalorien, aber meine metabolische Flexibilität sei sehr niedrig.

Er erklärt mir noch andere Dinge wie Body Cell Mass, Phasenwinkel und Zellanteil-Prozente und schließt dann seine Diagnose mit dem Satz: „Sie haben die besten Voraussetzungen für die Spritze!" Okay, danke!

Natürlich lässt mich der Doppeldoktor nicht ganz im Regen stehen und erklärt mir die wichtigsten Punkte aus den Untersuchungsergebnissen. Und er zeigt mir auch den richtigen Umgang mit der Spritze. Es ist ein Pen mit vier Dosen, jede Woche wird mit einer Drehbewegung die Menge eingestellt und in den Bauch gespritzt. Ich merke gleich, dass die Handhabung überhaupt kein Problem ist, die Anwendung ist auch für einen technisch Minderbemittelten wie mich keine Herausforderung. Die Nadel ist so dünn, dass man sie fast nicht sieht. Und man spürt es auch nicht, wenn man die Spritze ansetzt, auf einen Knopf drückt und sich die Flüssigkeit in die Bauchfalte jagt. Wobei „jagen" doch etwas übertrieben ist ...

Ein Pen reicht also für vier Wochen, dann werde ich mir die nächste Spritze abholen. Dabei gibt es immer ein persönliches Gespräch mit dem Arzt; es wird der Fortschritt analysiert, eventuelle Nebenwirkungen besprochen und die Dosis für das nächste Monat festgelegt. DDr. Jahl erklärt mir, dass einige Abnehmwillige sich die Spritze auf nicht ganz offiziellen Wegen besorgen und dabei keinen Wert auf vorhergehende umfangreiche Untersuchungen, geschweige denn auf eine richtige Dosierung, legen. Das sind auch meist jene Patienten, die mit erheblichen Nebenwirkungen zu rechnen haben. Die Erfahrung zeigt, dass man sich langsam an das Medikament gewöhnen und die Dosis schrittweise anpassen sollte.

Zum Abschluss gibt er mir hochoffiziell die erste Spritze und meint, dass ich im nächsten Monat eine Menge über meinen Körper lernen werde. Ich habe keine Ahnung, was er meint, aber ich lass mich überraschen ...

Teil 3 – Die medizinische Basis

Die wichtige Basisdiagnostik am Beginn

Viele Leute besorgen sich von einem Arzt ein Rezept für eine Abnehmspritze und beginnen dann einfach damit – ohne Diagnostik davor, ohne Verlaufskontrollen, ohne Hilfe bei Dosisanpassungen und all den weiteren wichtigen Schritten, die zur Abnehmreise dazugehören. Denn damit die ein echter Erfolg ohne Komplikationen wird, und damit auch das volle Potenzial der insgesamt möglichen Behandlung ausgeschöpft werden kann, braucht es von Anfang an medizinische Begleitung.

Dieses Thema ist ganz besonders wichtig. Man muss unbedingt vor Beginn der Behandlung herausfinden, ob erstens die Spritze aus medizinischen Gründen überhaupt verabreicht werden kann. Dazu wird Blut abgenommen und im Labor untersucht. Niere, Leber und Bauchspeicheldrüse müssen in Ordnung sein und eine gute Funktion aufweisen. Man schaut natürlich auch auf die Hormone wie Kortisol, Testosteron, DHEA, Progesteron, Östradiol und auf die Schilddrüsenhormone. Hier reicht aber der reine TSH-Wert nicht, sondern es müssen auch fT4 und fT3 bestimmt werden. Es macht Sinn, auch Calcitonin zu bestimmen, weil dieser Wert auf ein seltenes medulläres Schilddrüsenkarzinom hinweisen könnte, und das wäre eine der wenigen absoluten Kontraindikationen für eine Therapie mit Wegovy oder Mounjaro. Zusätzlich müssen Vitamin B12, Folsäure, Eisen, Ferritin, Vitamin D, Magnesium und Elektrolyte bestimmt werden. Eiweiß im Blut und der Entzündungswert CRP sind ebenfalls wichtig. Gibt es bei diesen Werten gewisse Defizite, was gerade bei Frauen sehr häufig der Fall ist, müssen diese gleich zu Beginn ausgeglichen werden, da all diese Werte zur enzymatischen Fettverbrennung und für den allgemeinen Stoffwechsel notwendig sind. Im Fall erhöhten CRPs muss nach Entzündungen gesucht werden, und geringe Eiweißwerte sagen uns, dass mehr Proteine konsumiert werden sollten.

Die Fettverbrennung ist für den Körper sehr anstrengend, und deshalb müssen die richtigen Rahmenbedingungen herrschen. Natürlich schaut man sich also auch die Blutfette an, um zu sehen, wo der Patient am Beginn der Therapie steht. Dadurch kann man auch errechnen, ob die Gefahr einer Fettleber besteht, die man sich dann unbedingt im Ultraschall vorher noch anschauen sollte, auch um bestehende Gallensteine zu erkennen, was für die weitere Therapie ebenfalls wichtig ist.

Zur Basisdiagnostik gehören auch der Blutzucker und der Langzeitzuckerwert HbA1c. Beide werden nach einer 14-stündigen Fastenzeit vor der Blutabnahme gemessen, denn nur dann kann der Kohlehydratstoffwechsel vernünftig beurteilt werden. Der wichtigste Wert ist der Nüchtern-Insulinwert. Nach 14 Stunden Fasten müsste dieser Wert sehr niedrig sein, könnte man meinen, aber leider spielt da die Insulinresistenz oft nicht mit. Denn die sorgt dafür, dass das Insulin auch nach dem Fasten meistens noch ganz schön hoch ist.

Berechnet wird außerdem der HOMA-Index, mit dessen Hilfe man das Insulin und die Insulinresistenz deutlich besser einordnen kann. Werte bis etwa 2,0 sind dabei okay und sagen aus, dass keine Insulinresistenz besteht. Das ist natürlich eine gute Nachricht, weil dadurch erstens gewisse Folgeerkrankungen noch nicht bestehen und zweitens das Abnehmen höchstwahrscheinlich einfacher gehen wird. Werte zwischen 2,0 und 5,0 sind Zeichen einer bereits bestehenden Resistenz mit all ihren Problemen; Werte ab 5,0 sind bereits Werte, die auch ein Diabetiker haben wird.

Der HOMA-Index kann dadurch sieben bis elf Jahre im Voraus auf eine drohende Diabetes hinweisen. Deshalb ist dieser Wert so wertvoll für die Einschätzung der ganzen Sachlage. Wer es noch genauer wissen will, kann noch C-Peptid und Pro-Insulin bestimmen lassen. Und für den Patienten rechtfertigt dieser Befund umso mehr die Notwendigkeit und auch die absolute Sinnhaftigkeit der Behandlung mit der Spritze, denn auch die setzt genau am Insulinstoffwechsel an. Zusätzlich sind HOMA-positive Patienten tatsächlich noch motivierter auf ihrer Reise und stellen sich meistens als die erfolgreichsten und dankbarsten Patienten heraus.

Man hat dann zwischenzeitlich auch während der Behandlung noch die Zeit und Möglichkeit, herauszufinden, woher die Resistenz noch kam, beziehungsweise welche Faktoren, neben der Ernährung, das noch zusätzlich unterstützt haben. Das kann die Schilddrüse sein, Stress, schlechter Schlaf oder auch fehlendes Progesteron oder Estradiol bei Frauen rund um die Wechseljahre oder eventuell sogar alle gemeinsam. Sobald man das weiß, kann man zusätzlich ganz gezielt eingreifen oder unterstützend tätig sein. Das braucht natürlich motivierte und auch interessierte Ärzte, die das Thema spannend finden und ihren Patienten auch diesbezüglich beim Abnehmen helfen wollen. Wichtig: Ein, so wie in Österreich üblich, stark frequentierter Kassen-Hausarzt wird diese Zeit und Muße einfach beim besten Willen kaum aufbringen können, da ersuche ich um Verständnis!

Good to know | Schilddrüsenunterfunktion

Bei der häufig vorkommenden Schilddrüsenunterfunktion sinkt die Bildung von T3, dem aktiven Stoffwechselhormon. T3 steuert, wie viel Energie Zellen pro Tag verbrauchen. Ist es niedrig, läuft der Grundumsatz gedrosselt. Der Körper verbrennt weniger Fett, produziert weniger Wärme und spart Kalorien ein. Die Muskulatur wird weniger aktiv, Bewegungen fühlen sich schwerer an, Aktivität nimmt ab. Gleichzeitig wird vermehrt Wasser im Gewebe gebunden, was das Gewicht sichtbar erhöht, ohne dass mehr Fett dazugekommen ist. Der Körper spart Energie, weil er sich im „Energiesparmodus" befindet. So entsteht ein langsamer, aber stabiler Gewichtsanstieg, den reine Diätmaßnahmen kaum ausgleichen. Wenn zu wenig aktive Schilddrüsenhormone vorhanden sind, läuft die Zellenergieproduktion langsamer. Die Körpertemperatur sinkt leicht, Herzfrequenz und Verdauung werden ruhiger. Muskeln arbeiten mit weniger Kraft, Ermüdung tritt schneller auf. Dadurch verbrennt der Körper pro Tag weniger Kalorien, selbst wenn Ernährung und Bewegung gleich bleiben.

Zur Basisdiagnostik gehören auch Körpermessungen: Körpergröße, Gewicht, Taillenumfang, Bauchumfang und Blutdruck. Allein mit diesen Werten hat man schon viel Wissen in der Hand, und damit dokumentiert man ja auch die Ausgangssituation, was im Verlauf der Therapie natürlich wichtig für den Vergleich ist.

Doch damit nicht genug Diagnostik vor dem Beginn der Therapie. Es gehört unbedingt eine Bioimpedanzanalyse dazu, also eine Messung der exakten Körperzusammensetzung. Man misst dabei die exakte Menge an Körperfett in Kilogramm, an Muskulatur, Knochen und Körperwasser, außerdem erfährt man so den bestehenden Grundumsatz, die Richtung des Stoffwechsels und die Tendenz der zukünftigen Entwicklung. Man kann nämlich erkennen, ob sich der Stoffwechsel Richtung Diabetes entwickelt oder eben nicht. All das sagt viel über den Zustand des Gewebes aus, aber es verrät uns auch, wie rasch das Abnehmen gehen kann und wie hoch das Kaloriendefizit sein kann beziehungsweise sein muss.

Ganz besonders sinnvoll ist, last but not least, eine Stoffwechselmessung über eine Atemgasanalyse, die auch einen Stressindex ermittelt, was für den Fahrplan der Abnehmreise sehr wichtig ist. Durch diese Messung in Kombination mit dem Kortisolwert aus dem Blut erfahren wir, wie viel Stress der Patient hat, und das ist ganz entscheidend für den Abnehmerfolg. Denn Stress ist Gift für den Stoffwechsel, ganz abgesehen von den anderen gesundheitlichen Folgen. Zum Glück lässt er sich gut mit Adaptogenen wie Cordyceps, Ashwagandha oder Rosenwurz behandeln, was wirklich oft notwendig ist.

Der Atemgastest sagt uns, wie der derzeitige Stoffwechsel arbeitet: Ist es ein dominanter Kohlehydratstoffwechsel oder ein dominanter Fettstoffwechsel? – Letzterer ist einfacher in der Behandlung und meist erfolgreicher. Wie flexibel schaltet der Körper zwischen diesen beiden Arten der Energiegewinnung um? Man kann damit erkennen, ob der Körper überhaupt leicht auf Fett zugreifen kann, oder ob er das verlernt hat. Je unflexibler das Umschalten funktioniert, desto mehr

Bewegung muss der Patient machen und desto mehr muss er sich an die Essens- und vor allem Fastenzeiten halten. Wie hoch ist der Grundumsatz anhand der Atemgase? – Das liefert uns die Info, ob erstens das Abnehmen rasch und einfach gehen kann, und zweitens das Defizit, das notwendig sein wird.

Fazit: All diese Untersuchungen geben uns ein exaktes Bild vom Stoffwechsel und Zustand des Patienten, zeigen uns die Startwerte, mit denen wir arbeiten, und die Hebel, die wir einsetzen können. Sie verraten uns den Schwierigkeitsgrad der Abnehmreise. Und ohne all diese Informationen wäre die Reise echt ein absoluter Blindflug.

✦ ✦ ✦

Herbert Hirschlers Abnehmreise

Monat Nummer Eins: Schlank, aber bankrott

Bei manchen Patienten können nach der ersten Spritze leichte Beschwerden im Kopf- und Bauchbereich auftreten, hat man mir gesagt. Ich spür rein gar nichts, hoffentlich wirkt das Medikament bei mir überhaupt. Während der Heimfahrt gehe ich im Kopf immer wieder die verschiedensten Körperregionen durch, so als könnte irgendwo ein Warnlämpchen aufleuchten. Aber da tut sich rein gar nichts. Trotzdem bin ich motiviert bis zu den Haarspitzen. Statt einen Burger beim gelben M hole ich mir einen Salat in einer Raststation, für den ich das Doppelte bezahle wie für ein Schnitzel bei unserem Wirten zu Hause. Na, das kann ja was werden, vielleicht bin ich bald schlank, aber dafür pleite?

Für die Erstaufnahme, die Untersuchungen und die erste Spritze habe ich mehr als neunhundert Euro hingelegt, jedes weitere Monat wird an die fünfhundert Euro kosten. Beim Heimfahren auf der Autobahn denke ich nach, wofür ich mein Geld sonst so ausgebe. Meist für Sachen, die ich nicht wirklich brauche. Ich habe die Angewohnheit, dass ich mir manche Investitionen einfach schönrechne: Wenn ich mir das aktuelle Apfel-Handy kaufen würde, mit dieser Mega-Kamera, dann wären die Fotos von meinen Wanderwegen ja auch brillanter, und das wäre für meine Vorträge ein echter Mehrwert. Oder dieses brandneue Notebook – Mensch, wie viel Zeit könnte ich mir sparen beim Erstellen von Videos oder den Lesungsvorbereitungen. Und so weiter ... Aber natürlich weiß ich, dass ich mit den alten Geräten in Wirklichkeit genauso gut auskommen würde.

Diesmal muss ich mir nichts schönrechnen. Wenn ich Dolm es selbst nicht schaffe, auf ein vernünftiges Gewicht zu kommen, dann muss ich zu anderen Mitteln greifen, die mir dabei helfen. So vieles habe ich schon probiert, aber es ist mir nicht gelungen, meine ausgeprägten Körpermaße langfristig in erträgliche Dimensionen zu bringen. Was mir bis vor ein paar Jahren eigentlich auch relativ egal war, aber man wird ja doch älter. Und manchmal auch etwas weiser. Obwohl ich nicht weiß, ob mein Entschluss jetzt von meiner Altersweisheit abhängig war oder von der Tatsache, dass meine Knie, die Hüften und das Kreuz immer öfter mal um Hilfe geschrien haben, wenn ich ihnen etwas zu viel zugemutet habe. Zwanzig Kilo weniger würden meinen Gelenken, meinem ganzen Körper, bestimmt guttun. Dazu der hohe Blutdruck und dieser verdammte HOMA-Wert. Außerdem möchte ich endlich mal nicht mehr adipös sein, also einen BMI unter dreißig haben. Mein Wert liegt bei fünfunddreißig. Ich habe daher kein Problem, die Spritze zu bekommen, weil sie derzeit nur für Menschen mit diesem Krankheitsbild zugelassen ist. Nein – ich beschließe hier und jetzt, im Auto zwischen Wien und Wiener Neustadt, dass es mir um keinen Euro leid sein wird, den ich für diese Spritzenkur ausgeben werde, weil es dem Wichtigsten dient, das man haben kann – der eigenen Gesundheit.

Hormone – die heimlichen Regisseure des Abnehmens

Wenn wir über Abnehmen sprechen, denken die meisten sofort an Ernährung – Kalorien, Diäten – oder Sport beziehungsweise Bewegung. Beides ist natürlich wichtig, doch im Hintergrund wirken gewisse unsichtbare Regisseure, die nämlich wirklich darüber entscheiden, ob unser Körper Fett speichert oder verbrennt: die Hormone. Die werden leider beim Abnehmen fast überall absolut unterschätzt und deshalb meistens auch ignoriert. Aber in Wahrheit sind sie extrem wichtig, denn sie steuern Hunger und Sättigung, beeinflussen den Blutzuckerspiegel und regulieren, ob Energie als Fett eingelagert oder als Wärme verbrannt wird. Ohne ein fein abgestimmtes Hormonsystem ist Abnehmen kaum möglich – und manchmal sogar wirklich blockiert. Wer versteht, wie Hormone wirken, erkennt schnell: Übergewicht ist nicht nur eine Frage der Disziplin, sondern vor allem ein komplexes Zusammenspiel biologischer Signale. Sich den Hormonhaushalt vorher genau anzusehen, ist also sehr wichtig – einfach um zu wissen, an welchen kleinen Rädern man noch drehen kann oder muss. Das sind die wichtigsten Hormone beim Abnehmen:

1. Insulin – der Türsteher für Zucker und Fette

Insulin sorgt dafür, dass Zucker aus dem Blut in die Zellen gelangt. Ist jedoch ständig zu viel Insulin im Umlauf, werden Kalorien bevorzugt in Fett eingelagert. Hohe Insulinspiegel machen Abnehmen also schwerer – deshalb ist eine gute Blutzuckerregulation so entscheidend. Merke: Insulin entscheidet, ob du dünn oder dick bist!

2. Leptin – das Sättigungshormon

Das Hormon Leptin wird im vorhandenen Fettgewebe gebildet und signalisiert dem Gehirn: „Ich bin satt." Bei Übergewicht funktioniert dieser Mechanismus oft schlechter, das Gehirn reagiert weniger auf Leptin – man spricht dann von Leptinresistenz. Dann bleibt das

Hungergefühl bestehen, obwohl eigentlich schon genug Energie gespeichert ist und man eigentlich gar keinen tatsächlichen Hunger hat.

Good to know | Leptinresistenz

Leptin ist das Sättigungssignal aus dem Fettgewebe an das Gehirn. Bei Übergewicht steigt Leptin chronisch an, aber das Gehirn reagiert irgendwann nicht mehr darauf. Die Folge: Das Gehirn registriert ein Energiedefizit, obwohl eigentlich genug Reserven da sind. Es steigert dann den Appetit und senkt zusätzlich den Energieverbrauch. Dadurch hält der Körper das höhere Gewicht aktiv fest. Aber: Wenn man vier Tage richtig fastet, kann die Leptinresistenz bereits um bis zu 80 Prozent reduziert werden, was sehr positiv ist. Die Stabilisierung dauert dann aber viele Wochen.

3. Ghrelin – das Hungerhormon

Ghrelin wird im Magen produziert und steigt an, wenn der Magen leer ist. Es macht uns hungrig und sorgt dafür, dass wir nach Nahrung suchen. Wer abnimmt, hat oft erhöhte Ghrelinspiegel – der Körper versucht so, das bestehende Gewicht zu halten, da er ja biologisch von allein nichts hergeben will – er verteidigt also hartnäckig sein Gewicht.

4. Cortisol – das Stresshormon

Unter Stress schüttet der Körper Cortisol aus. Kurzfristig ist das hilfreich, denn es macht uns wacher und reaktionsfähiger. Langfristig ist ein hoher Cortisolspiegel jedoch problematisch: Cortisol erhöht einerseits den Appetit, besonders auf Süßes und Fettiges, andererseits auch den Blutzuckerspiegel, mit all den Folgen für unser Insulin. Es fördert außerdem die Fetteinlagerung vor allem am Bauch und im Gesicht.

5. Schilddrüsenhormone (T3, T4) – die Taktgeber des Stoffwechsels

Diese Hormone bestimmen, wie schnell oder langsam der Körper Energie verbrennt – dieses kleine, schmetterlingsförmige Organ am Hals ist also der Taktgeber der Körperenergie. Eine gesunde Schilddrüse ist deshalb entscheidend fürs Abnehmen. Schon kleine Unterfunktionen können dazu führen, dass die Waage sich hartnäckig nicht bewegt. Besonders wichtig ist T3, das oft zu gering produziert und ausgeschüttet wird, mit den dann klassischen Folgen der Gewichtszunahme oder der Unmöglichkeit, überhaupt abnehmen zu können. Die Funktion der Schilddrüse kann auf unterschiedliche Arten zum Positiven beeinflusst werden, was oft einen großen Erfolg bringen kann, da die Schilddrüse ja nicht nur unseren Stoffwechsel beeinflusst, sondern auch für das Wohlbefinden zuständig ist. Was die Sache noch schwieriger macht, ist die Tatsache, dass die Schilddrüse insgesamt fast 30 Hormone produziert, aber nur zwei davon sind messbar.

6. GLP-1 – der natürliche Appetitzügler

Dieses natürliche Hormon wird im Darm ausgeschüttet, sobald wir essen. Es verlangsamt die Magenentleerung, sorgt damit für ein Sättigungsgefühl. Genau diesen Effekt von GLP-1 machen sich moderne Abnehmspritzen ja zunutze, wie wir schon gelesen haben.

7. Testosteron, DHEA, Östrogene und Progesteron – die Balancierhilfen

Auch diese Hormone und deren Balance müssen bei beiden Geschlechtern unbedingt beachtet und gegebenenfalls behandelt werden. Gerade Progesteron ist als ein Gegenspieler des Insulins von Bedeutung, vor allem ab den Wechseljahren. Testosteron und DHEA spielen eine wichtige Rolle im Stoffwechsel beider Geschlechter und sind für die Körperzusammensetzung und Psyche wichtig.

Good to know | Die wichtigsten Hormone beim Abnehmen

Insulin: das Speicherhormon – zu viel Insulin macht Abnehmen schwer.

Leptin: das Sättigungssignal – wird leider bei Übergewicht oft überhört.

Ghrelin: der Hungerwecker – steigt, wenn der Magen leer ist.

Cortisol: das Stresshormon – fördert Bauchfett und Heißhunger.

Schilddrüsenhormone: die Stoffwechsel-Taktgeber – bremsen oder beschleunigen den Kalorienverbrauch.

GLP-1: der natürliche Appetitzügler – bremst Hunger und stabilisiert den Blutzucker.

Die „Geschlechtshormone" – wichtig für die Stoffwechsel-Balance.

Tipp! Generell müssen wir beim Abnehmen auf unseren Blutzuckerspiegel im Tagesverlauf achten, was ja gar nicht so leicht ist. Wir wollen wissen, wie unser Insulin auf die Nahrung reagiert und wie der Verlauf über den Tag aussieht.

Es gibt zahlreiche Websites, auf denen man Geräte zur Blutzuckermessung bestellen kann, etwa *www.freestyle.abbott* oder *www.dexcom.com*. Dabei „montiert" man sich selbst nach einer genauen Anleitung einen kleinen Sensor in die Rückseite des Oberarms, und dann hat man über eine App am Handy immer den Glukosespiegel und damit auch indirekt den damit Hand in Hand gehenden Insulinspiegel im Blick. Man lernt dabeietwas über sich, über den Zuckerspiegel nach verschiedenen Mahlzeiten, über die Dauer des erhöhten Blutzuckerspiegels, über die Höhe des Blutzuckers und damit auch über die eigene individuelle Insulinausschüttung. Das hat Vorteile, weil man erkennt, was und welche Kombinationen von Nahrungsmitteln man im Hinblick auf den Glukosewert gut, besser oder auch gar nicht gut verträgt. Sichtbar wird so auch, wie sich der Blutzuckerspiegel nach einem Essen wieder senkt, was passiert, wenn Sie 20 Kniebeugen machen, oder wie es sich auswirkt, wenn Sie die Reihenfolge der Nahrung ändern. Man sieht, wie lange man zwischen den Mahlzeiten im grünen Bereich ist und wie lange man braucht, um wieder dorthin zu kommen.

Auf den beiden oben genannten Websites sind häufig die ersten 14 Tage der Nutzung kostenlos, allerdings nur für Diabetiker. Ansonsten liegt der Preis bei circa 70 € für 14 Tage, dieser Zeitraum sollte für das Erste eigentlich reichen, um sich und seinen Stoffwechsel einmal besser kennenzulernen. Das ist eine absolute Geheimwaffe beim erfolgreichen Abnehmen!

✦ ✦ ✦

Herbert Hirschlers Abnehmreise

Monat Nummer Eins: Wenn die Schokolade meinen Namen ruft

Es ist gar nicht so einfach, wenn man sich selbst eingestehen muss, dass man süchtig ist. Ich war es ganz eindeutig – nämlich nach Naschereien jeder Art.

Ich kann es selbst nicht glauben, aber ich habe gestern die erste Spritze bekommen, und meine Lust nach Süßem hat sich augenblicklich in Luft aufgelöst. Gut, ich bin übermotiviert, aber dass das funktioniert – und noch dazu so schnell –, hätte ich nie für möglich gehalten. Wir Computermenschen werden ja oft mit kleinen Nasch-Aufmerksamkeiten beschenkt, damit manche Reports oder Datenbankabfragen schneller erledigt werden – jetzt fragen sich meine Kollegen bestimmt, warum diese Bestechungsversuche nicht mehr fruchten.

Mikronährstoffe – die stillen Helfer im Hintergrund

Die Mikronährstoffe, die an sich schon Einzug in unsere tägliche Routine gefunden haben, werden leider beim Abnehmen mit der Abnehmspritze oft noch völlig ausgeblendet. Dabei brauchen wir diese Substanzen dringend, ohne gute und satte Mengen davon in unserem Körper geht es nicht. Sie sind Teile von Enzymen und von Co-Enzymen, die für den Stoffwechsel und dessen Funktion einfach notwendig sind. Und deshalb müssen die Mikronährstoffe immer mitbehandelt werden, um den Erfolg zu optimieren. Zusätzlich muss der Darm gut funktionieren, das stellt ohnehin die Basis dar. Ein gesunder Darm spielt eine entscheidende Rolle beim Abnehmen. Denn unsere Darmflora – also die Gesamtheit aller Darmbakterien – beeinflusst nicht nur die Verdauung, sondern auch unseren Stoffwechsel, unser Immunsystem, unsere hormonelle Situation, unser Hungergefühl und sogar Entzündungsprozesse im Körper. Studien zeigen: Menschen mit Übergewicht haben oft eine andere Zusammensetzung der Darmbakterien als Normalgewichtige. Ballaststoffreiche Ernährung, ausreichend Flüssigkeit und der Verzicht auf stark verarbeitete Lebensmittel unterstützen eine gesunde Darmflora. Auch fermentierte Produkte wie Joghurt, Kefir oder Sauerkraut liefern wertvolle „gute" Bakterien. Wer dauerhaft Gewicht verlieren will, sollte also nicht nur Kalorien zählen, sondern auch seine Darmgesundheit im Blick haben – denn der Darm ist mehr als ein Verdauungsorgan: Er ist ein stiller Mitentscheider beim Abnehmerfolg.

Hier setzt dann wieder die Betreuung an, die individuelle Lösungen anbieten kann. Das kann mit einer Stuhldiagnostik beginnen, um die Bakterienarten und -verhältnisse sowie den pH-Wert zu beurteilen. Man kann dann ergebnisabhängig gewisse Bakterien zuführen und mit Greens arbeiten, die verschiedene Inhaltstoffe wie Inulin oder auch Verdauungsenzyme haben, um die Darmflora und Darmfunktion zu verbessern.

Mikronährstoffe allein machen also nicht schlank – aber sie sind kleine Helfer, die den Stoffwechsel unterstützen, Heißhunger reduzieren können und Energie liefern. Ein Mangel dagegen kann tatsächlich jedes Abnehmprogramm torpedieren. Vor allem Frauen haben sehr häufig zu wenig B-Vitamine, Vitamin D und Eisen beziehungsweise Ferritin. Vegetarier sollten besonders auf ihren Vitamin-D-, Eisen- und Ferritin-Spiegel sowie auf ausreichend Omega-3-Zufuhr – wenn kein Fisch gegessen wird – achten. Und Veganer müssen auf Vitamin B12, Jod, Eisen, Zink, Kalzium, Vitamin D und vermehrt auf Omega-3 schauen. Gerade bei diesen beiden Ernährungsweisen müssen Sie beim Abnehmen immer daran denken, dass je größer das Kaloriendefizit ist, desto wichtiger wird die gezielte Lebensmittelauswahl und auch die Supplementierung.

Die wichtigsten Mikronährstoffe beim Abnehmen sind:

1. Magnesium – der Stoffwechselaktivator

Magnesium ist an Hunderten enzymatischen Reaktionen beteiligt, darunter Fett- und Zuckerstoffwechsel. Ein Mangel kann Heißhunger und Müdigkeit verstärken. Wichtig: Ohne Magnesium kann Vitamin D im Knochen gar nicht wirken!

2. Vitamin D – das Sonnenvitamin

Vitamin D beeinflusst nicht nur den Knochen und das Immunsystem, sondern auch den Insulin- und Fettstoffwechsel. Niedrige Spiegel sind oft mit Übergewicht und Bauchfett verbunden. Eigentlich sollte man Vitamin D besser als Prohormon bezeichnen statt als Vitamin, denn es arbeitet wie ein Hormon und aktiviert eine Vielzahl von Genen.

3. B-Vitamine – die Energiehelfer

Vor allem die Vitamine B1, B3, B6 und B12 sind wichtig für die Energiegewinnung aus Nahrung sowie für die Nerven. Ohne ausreichende Versorgung stockt der Stoffwechsel.

4. Zink – das Hormon-Bausteinchen

Zink ist notwendig für die Bildung von Insulin, Schilddrüsen- und Sexualhormonen. Ein Mangel kann aber auch den Appetit beeinflussen und die Fettverbrennung bremsen.

5. Eisen – der Sauerstoff-Transporteur

Eisenmangel führt zu Müdigkeit und Antriebslosigkeit. Und wer sich oft schlapp fühlt, bewegt sich automatisch weniger – das erschwert jede Gewichtsabnahme. Die Schilddrüse braucht einen guten Eisenspiegel, und deshalb ist Eisen zum Abnehmen auch so wichtig, am besten kombiniert mit Vitamin C, was die Aufnahme erleichtert. Kupfer entscheidet übrigens erst, ob Sie Eisen verwerten können – man braucht also beides. Gewisse Laktobazillen aus dem Mikrobiom und auch ein saurer pH-Wert führen zu einer verbesserten Eisenaufnahme.

6. Jod & Selen – das Schilddrüsen-Duo

Die Spurenelemente Jod und Selen sind unentbehrlich für eine gesunde Schilddrüse. Ohne sie kann der Stoffwechsel nicht richtig arbeiten. Zunächst sollte aber die Schilddrüse insgesamt betrachtet werden, um zu entscheiden, ob Jod sinnvoll sein könnte. Im Zweifelsfall wird ein Ultraschall der Drüse gemacht, um deren Funktion und Zustand zu beurteilen. Auch mit einer viermal täglichen Temperaturmessung (um 8, 12, 16 und 20 Uhr) im Mund über wenigstens drei Tage kann die Unterfunktion definitiv beurteilt werden. Am besten notiert man selbst zusätzlich den Puls und das Befinden zu denselben Zeitpunkten, dann kann der Arzt feststellen, ob nicht auch die Nebenniere bereits geschwächt ist und nur mehr eingeschränkt funktioniert.

7. Omega-3-Fettsäuren – die Entzündungshemmer

Omega-3-Fettsäuren regulieren Entzündungen, fördern Insulinsensitivität, regulieren das Cholesterin balancierend und können auch Heißhunger dämpfen.

8. Chrom – der Blutzucker-Stabilisator

Chrom trägt zur normalen Verwertung von Kohlehydraten bei und kann Heißhunger auf Süßes reduzieren. Es ist in guten Multi-Vitamin-Präparaten enthalten.

9. Vitamin C – der Stoffwechsel-Booster

Vitamin C unterstützt die Bildung von Carnitin, einer Substanz, die dafür sorgt, dass Fettsäuren überhaupt in die Mitochondrien transportiert werden können, um dort dann verbrannt zu werden. Es stärkt zusätzlich das Immunsystem und wirkt als wichtiges Anti-Oxidans gegen Entzündungen, die bei Übergewicht häufig erhöht und vermehrt vorhanden sind. Ein Mangel kann dazu führen, dass die Fettverbrennung gebremst wird und die Leistungsfähigkeit sinkt. Gibt es auch als gutes Supplement.

10. Co-Enzym Q10 – der Stoffwechselunterstützer

Es unterstützt das Abnehmen, indem es die Mitochondrienfunktion und Energieproduktion in den Zellen verbessert, wodurch der Körper intensiver arbeiten kann. Es schützt vor oxidativem Stress, ist entzündungshemmend und stabilisiert dadurch den Stoffwechsel beim Abnehmen.

✦ ✦ ✦

Herbert Hirschlers Abnehmreise

Monat Nummer Eins: Zwei Wochen vorbei – kein Problem. Bis auf die Spaghetti …

Die ersten beiden Wochen liegen hinter mir. Gestern habe ich mir selbst zum zweiten Mal die Spritze verpasst. Und ich habe wieder nichts gespürt. Weil mein Bauch ja doch etwas voluminös ist, finde ich auch genug Platz, um den Pen anzusetzen und mir per Knopfdruck das Serum zu injizieren. Meine Waage zeigt bereits fünf Kilo weniger an – DDr. Jahl hatte mir schon prophezeit, dass das Abnehmen bei meinen Dimensionen am Anfang sehr schnell gehen könnte. Mein Süßigkeitswahn ist immer noch nicht zurückgekehrt, und mittlerweile esse ich nur mehr zwei Mal am Tag, mal lasse ich das Frühstück aus, mal das Abendessen. Hunger verspüre ich nur ganz selten. Am Wochenende, wenn meine Moni kocht, esse ich plötzlich freiwillig gesunde Sachen wie Kürbisrisotto oder Reisfleisch mit grünem Salat.

Mittags holen wir uns im Büro manchmal etwas vom türkischen Imbiss nebenan. Der große Kebap-Teller war in den letzten Jahren meine Standardbestellung, aber plötzlich merke ich, dass ich auch mit der halben Portion genug habe. Und manchmal kaufe ich mir beim Supermarkt ums Eck nur einen Salat mit Mehrkornweckerl. Heute ist mal wieder der Fleischer unseres Vertrauens dran. Da gibt es echte Hausmannskost, diesmal stehen Spaghetti Carbonara am Speiseplan.

Die Nudeln stehen dampfend auf dem Tisch und sind genau so, wie ich sie liebe – cremig, fett und eine Riesenportion. Meinen Geschmacksnerven hat die Spritze bisher nicht geschadet, das muss ich schon zugeben. Ich mache mich also über die Pasta her, und sie schmeckt hervorragend. Aber nach ein paar Minuten fragt mich eine Kollegin, ob es mir heute denn nicht schmecke, weil sie mich noch nie so langsam essen gesehen habe. „Oh ja, es schmeckt perfekt – aber ...", ich bring die Worte fast nicht raus, weil ich so etwas von mir nicht kenne, „... es ist viel zu viel!"

„Na geh, bist du krank? Du schaufelst ja sonst rein wie eine Mischmaschine, das gibt's ja nicht, dass du das nicht wegbringst."

Meine beiden Kolleginnen wissen noch nichts von meiner Spritzenkur. Nur unseren Chef habe ich von Beginn an eingeweiht.

„Na, was ist los mit dir?"

Okay, dann ist es so weit, denk ich mir. Und so verrate ich erstmals jemandem außerhalb meines engsten Kreises, was ich so treibe. Und warum ich plötzlich nur mehr ein Schatten meiner selbst bin und nicht mal mehr eine halbe Portion Spaghetti Carbonara runterbringe. Ich weiß ehrlich nicht, wie sie reagieren werden.

Aber da kommen keine spitzen Bemerkungen, kein Augenrollen. Stattdessen echtes Interesse, Fragen, wie das Ganze funktioniert, und ich merke, hier kann ich offen reden, ohne mich rechtfertigen zu müssen. Genau deshalb arbeite ich so gern in dieser Firma.

Aber allzu lange können wir nicht über mein Spritzenabenteuer quatschen, denn noch bevor die Mittagspause zu Ende ist, fängt mein Magen an zu rebellieren. Es zieht mächtig in der Bauchgegend und ich schaffe es grad noch rechtzeitig auf die Toilette. Die cremigen Nudeln waren anscheinend doch etwas zu fett und schwer verdaulich, und als ich endlich wieder vor meinem Bildschirm sitze, ist die Mittagspause schon eine halbe Stunde vorbei.

Ärztliche Begleitung: Sicherheit, Motivation und Erfolg

Viele Patienten sind vor der Behandlung mit der Spritze sehr skeptisch. „Funktioniert das alles wirklich?“, ist am Anfang eine der häufigsten Fragen. Hier kann einfühlsame ärztliche Begleitung extrem helfen – wie auch die Erklärung, wie die Therapie funktioniert, welche Wirkungen zu erwarten sind und welche Nebenwirkungen auftreten können. Bereits nach den ersten Wochen zeigt sich stets: Jeder Körper reagiert anders. Darum ist eine Anpassung der Therapie essenziell. Dabei wird die Dosis feinjustiert; Begleitmaßnahmen wie Ernährung und Bewegung werden individuell abgestimmt.

Regelmäßige Blutkontrollen liefern wertvolle Informationen über Stoffwechsel, Hormone und Nährstoffstatus. So kann rechtzeitig reagiert werden, bevor Probleme entstehen. Die laufenden Kontrollen geben Struktur und Sicherheit, das brauchen viele Menschen und das ist auch gut so.

Im Laufe der Behandlung müssen der Gewichtsverlauf beobachtet, das Verhalten angepasst und Patienten motiviert werden. Jeder Erfolg, jedes verlorene Kilo, jede kleine Verbesserung im Wohlbefinden wird sichtbar – und gefeiert. Auch die psychologische Unterstützung ist entscheidend. Patienten, die mit Rückschlägen und alten Gewohnheiten kämpfen, kann so geholfen werden. Sie lernen durch regelmäßige Gespräche, Motivation und Coaching, auch in schwierigen Momenten dranzubleiben. Das stärkt auch das Selbstvertrauen, die Gelassenheit, innere Ruhe und mentale Stärke.

Die notwendige Kombination aus ärztlicher Aufklärung, individueller Anpassung, Blutkontrollen, laufender Kontrolle und psychologischer Begleitung macht die Abnehmspritze zu mehr als einem Medikament. Sie wird zum Begleiter auf einem individuell zugeschnittenen Weg zu Gesundheit, Lebensqualität, nachhaltigem Erfolg und damit auch zu einem Mehr an Gesundheit, neuem Körpergefühl und Selbstvertrauen. Denn echte Ergebnisse gelingen nur, wenn die Therapie den Menschen in den Mittelpunkt stellt. Mit kompetenter ärztlicher Begleitung wird jede Spritze ein Schritt in Richtung Sicherheit, Energie und Wohlbefinden – und jeder Patient ein aktiver Teil seines eigenen Erfolgs. Die Begleitung ist meiner Meinung nach wenigstens für vier bis sechs Monate nötig, da sich in dieser Zeitspanne am meisten bewegt und der Patient in dieser Zeit auch lernt, sich und sein Befinden einzuschätzen.

✦ ✦ ✦

Herbert Hirschlers Abnehmreise

Resümee Monat Eins

Es ist tatsächlich so, wie es mir DDr. Jahl vorausgesagt hat – ich lerne meinen Körper seit einem Monat auf ganz neue Weise kennen. Unter normalen Bedingungen habe ich keine der so oft kolportierten Nebenwirkungen wie Übelkeit oder Bauchschmerzen, aber ich weiß jetzt, dass allzu fettiges Essen meinem Magen gar nicht guttut. Mein Körper zeigt mir sofort, dass ich doch ein bisserl nachdenken sollte, was ich mir so hineinstopfe.

Apropos hineinstopfen, ich habe vier Wochen lang kein einziges Mal zu den Naschereien auf meinem Schreibtisch gegriffen. Es ist unglaublich. DDr. Jahl hat bei der Aufnahme erwähnt, dass die Spritze auch immer öfter bei Alkoholkranken und sogar bei Spielsüchtigen eingesetzt wird, weil das Medikament das Verlangen nach Ersatzbefriedigungen drastisch einschränkt. Stattdessen habe ich die Äpfel hinter dem Süßigkeitenberg im Büro entdeckt und weiß jetzt wieder, wie gut frisches Obst schmeckt. Oder auch nur ein Salat zu Mittag. Aber natürlich gönne ich mir hin und wieder auch normale „Hirschi-Speisen“ wie Hirschler-Schnitzel oder Fleischlaibchen, schließlich bin ich damit groß und stark geworden. Aber im Gegensatz zu meinen bisherigen Gewohnheiten lass ich sogar manchmal etwas übrig. Meine Essenspausen werden immer länger, oft ist das Mittagessen die letzte Mahlzeit am Tag, und ich starte wieder mit dem Frühstück am nächsten Morgen. Hunger verspüre ich nur ganz selten. Aber den kann ich mit einem Glas Wasser überlisten – schon komisch, was sich alles verändert hat, in nur einem Monat.

Aber das Beste ist: Meine Waage zeigt hundertdreiundzwanzig Kilo an – zehn Kilo weniger als noch vor vier Wochen. Ich habe schon immer leicht abgenommen, wenn ich motiviert war. Aber mit so etwas hab ich nicht gerechnet …

Warum eine Therapie niemals ohne medizinische Betreuung starten sollte

Natürlich bin ich als Arzt der Meinung, dass ärztliche Kontrolle und Begleitung wichtig sind. Aber tatsächlich ist eine gute Betreuung essenziell für den echten und auch für den maximal möglichen Erfolg. Denn Betreuung bedeutet auch Begleitung, und Patienten brauchen und schätzen es, in ihrer Therapie medizinisch aktiv begleitet zu werden. Das schafft nicht nur Sicherheit, vor allem steigen dadurch definitiv die Motivation und das psychologische Durchhaltevermögen, einfach weil man sich als Team mit einem gemeinsamen Ziel fühlt.

Und, und das sollte man nicht vergessen, es ist und bleibt ein Medikament, sogar ein starkes Medikament, das in viele Funktionen des Körpers und Stoffwechsels eingreift. Die Dosisanpassung ist ein zentraler Baustein jeder erfolgreichen medikamentösen Therapie, auch in diesem Fall. Hier gilt das Motto: *Start low, go slow*! Also ganz niedrig beginnen, und dann nur langsam und nach Bedarf steigern. Jeder Körper reagiert anders auf die Abnehmspritze – was bei einem Patienten optimal wirkt, kann bei einem anderen Nebenwirkungen verursachen oder weniger effektiv sein. Deshalb beginnt die Behandlung langsam, Schritt für Schritt. Kleine Anpassungen der Dosierung ermöglichen es, den Körper optimal einzustellen, Nebenwirkungen zu minimieren und die Wirkung zu maximieren. Im Anwendungsprotokoll beider Präparate wird empfohlen, alle vier Wochen die Dosis automatisch auf den Pen der nächsten Wirkstoffstärke zu erhöhen, was einer der Gründe für zahlreiche Nebenwirkungen und Unverträglichkeiten, von denen immer wieder berichtet wird, sein dürfte. Ich dosiere immer nach der Balance zwischen Verträglichkeit, Wohlbefinden und Abnehmerfolg. Und das kann auch bedeuten, dass wir deutlich länger auf einer passenden Dosis bleiben oder sie manchmal nur geringfügig steigern, was mit Dosing nach Klicks immer möglich ist, mit den Standard-Pens für vier Wochen jedoch nicht – in dem Fall muss man die Dosis des Pens nehmen, auch wenn diese Steigerung schon zu hoch sein könnte.

Regelmäßige Kontrollen sind das zweite wichtige Element. Dabei geht es nicht nur um das Gewicht. Eventuell notwendige Blutwerte, Hormone, Stoffwechselparameter und allgemeines Wohlbefinden werden angesehen und beurteilt. So entsteht ein kontinuierlicher Lernprozess: Der Körper signalisiert, die Therapie reagiert, und der Erfolg wird planbarer.

Und schließlich steht Sicherheit immer an erster Stelle. Eine ärztlich begleitete Therapie sorgt dafür, dass Risiken frühzeitig erkannt und tatsächlich auch gemanagt werden können. Die Kombination aus individueller Dosisanpassung, kontinuierlicher Kontrolle und fachlicher

Expertise macht die Abnehmspritze dann zu einem wirksamen und sicheren Werkzeug. Manchmal muss man auch das Präparat wechseln, wenn man den Eindruck hat, dass die individuelle Verträglichkeit nicht ganz optimal ist. Das Ziel ist, die Therapie sicher, effektiv und individuell angepasst zu gestalten – damit jede Spritze ein Schritt in Richtung nachhaltigem, gesundem Gewichtsverlust ist.

✦ ✦ ✦

Herbert Hirschlers Abnehmreise

Monat Nummer Zwei: Speckfalten sind spitze

„Ich habe Ihnen gesagt, dass es am Anfang sehr schnell gehen kann. Aber das ist schon eine Leistung. Gratulation!" Mein Doppeldoktor erklärt mir, dass er so einen Gewichtsverlust noch sehr selten gesehen habe. Dann meint er, ich solle mal mein T-Shirt in die Höhe heben und greift auf meine Speckfalten. Hey, was soll das?

„Sehr gut!", murmelt er in seinen nicht vorhandenen Bart. Wie meinen? „Ihr Fett sitzt vorwiegend außen. Schlimmer ist das viszerale Fett, das sich in den Organen festsetzt. Das macht so richtig Ärger. Zuckerwerte, Blutdruck, Herz – da kommt alles durcheinander." Oh, danke! Ich und meine Speckfalten nehmen das mal als Kompliment.

Dann fragt er mich, wie mein Monat so gelaufen sei und ob die Nebenwirkungen schlimm gewesen seien. Ganz ehrlich, ich hab fast ein schlechtes Gewissen: Während andere kämpfen, purzeln bei mir die Kilos schneller als auf einem Jakobsweg, meine Speckfalten bekommen ein ärztliches Gütesiegel. Und Nebenwirkungen? Nix! Nada! Na gut, eine Ausnahme gab's, die fetten Spaghetti, die hab ich tatsächlich nicht vertragen. Aber sonst? Läuft!

„Gut so!", meint DDr. Jahl und erklärt mir noch ein paar Abläufe, die durch die Spritze im Körper angestoßen werden. Dann holt er einen neuen Pen aus dem Schrank und meint, dass wir jetzt mal die Dosis auf 0,5 mg erhöhen und schauen, wie es mir damit ergeht.

Teil 4 – Ihre persönliche Abnehmreise

Wie kann man sich mental vorbereiten?

Schon am Beginn der Überlegung, ob die Abnehmspritze für Sie geeignet sein könnte, müssen Sie Eigenverantwortung übernehmen, denn niemand außer Ihnen kann diese Reise für Sie antreten. Und Sie sollten ihre Intention reflektieren: Warum möchten Sie eigentlich genau abnehmen? Was steckt in Wirklichkeit noch alles hinter Ihrem Wunsch? Da muss man sich mit sich selbst beschäftigen und auch das Selbstbild hinterfragen: Wer möchten Sie später sein – unabhängig von der Zahl auf der Waage? Ganz wichtig ist auch die Ehrlichkeit, Ihr Essverhalten exakt zu reflektieren: Warum haben Sie das aktuelle Gewicht überhaupt? Wie ist das entstanden? Wie und warum hat sich das so entwickelt? Und: Was ist über die Jahre falsch gelaufen?

Man muss also seine Fehler finden und dann auch akzeptieren, und dazu gehören Selbstkritik und Ehrlichkeit. Zugenommen hat man über die Jahre durch ein Missverhältnis zwischen aufgenommenen und verbrauchten Kalorien, das ist ein Fakt. Das persönliche Verhalten war und ist also der Hauptgrund für das bestehende Übergewicht. Zusätzlich gibt es Faktoren wie Schlafqualität, Stress und auch Störungen in der Hormonbalance. Diese können bereits ursächlich dazu beigetragen oder sich später parallel entwickelt haben. Analysieren Sie deshalb bitte unbedingt zuerst Ihr Essverhalten. Weiterhin mehrmals am Tag zu viel zu essen, wird auch mit der Spritze zu keinem Erfolg führen, hier müssen Sie also unbedingt ansetzen. Die Spritze senkt Ihren Hunger und führt zu einer deutlich früheren Sättigung – beides resultiert in geringerer Kalorienaufnahme, und dadurch werden Sie Gewicht verlieren. Die Spritze macht es Ihnen leicht, die reinen Essenszeiten pro Tag auf acht, dann sechs, manchmal sogar auf vier Stunden zu reduzieren. Das muss aber auch das Ziel sein. Verabschieden Sie sich zum Beispiel vom gewohnheitsmäßigen Essen, also das klassische Mittagsessen um 12.00 Uhr, einfach weil da immer gegessen wird, obwohl man vielleicht gar keinen echten Hunger hat. Hören Sie auf sich und essen Sie nur, wenn Sie tatsächlich Hunger haben, beziehungsweise wenn Ihnen Ihr Körper sagt, dass Essen jetzt eine gute Idee wäre.

Sie müssen auch unbedingt Ihre Geduld kultivieren, denn Ihr Körper braucht Zeit. Geben Sie ihm die Zeit, die er verdient und auch braucht. Auch Rückschläge muss man einplanen, denn es wird und kann nicht immer linear und perfekt laufen – das ist normal. Es ist wichtig, die eigenen Gefühle zu beobachten und Emotionen nicht mit Essen zu regulieren – erkennen Sie Ihre alten Muster und ungünstigen Abläufe, die sich verselbstständigt haben.

Hinzu kommt die moderne und wichtige Achtsamkeit: Sind Sie auch lieb zu sich selber? Wenn nein, warum? Benennen Sie einfach einmal drei Dinge, die Sie an sich schätzen und mögen. Können Sie das? Auch das gehört dazu, und damit muss man sich auseinandersetzen. Man muss auch Selbstfürsorge üben: Bewegung, Schlaf, Grenzen setzen – was tut Ihnen wirklich gut? Und wie sieht es mit Stress aus? Sind Sie davon betroffen? Was können Sie hier ändern? Versuchen Sie dabei unbedingt, Vergleiche mit anderen zu stoppen: Ihre Reise ist einzigartig. Und vertrauen Sie auf kleine Schritte, weil jeder noch so kleine Fortschritt zählt. Ungeduld ist hier nämlich wirklich kein Helfer. Gönnen Sie sich die nötige Zeit, und sehen Sie das alles als Ihr persönliches Projekt für ein späteres leichteres Leben mit wiedererlangter Gesundheit.

Die endgültige Entscheidung für die Spritze sollte dann am Ende auch ganz bewusst getroffen werden: Nicht einmal ausprobieren wollen, sondern wirklich richtig durchstarten und vor allem durchziehen wollen. Zu einer großen Gewichtsabnahme gehören auch Plateaus, Stagnation, Enttäuschung und manchmal Motivationsverlust. Aufgeben ist dann aber keine Option!

✦ ✦ ✦

Herbert Hirschlers Abnehmreise

Monat Nummer Zwei: Hilfe, mein Bier schmeckt furchtbar

Vor einer Woche habe ich mir die fünfte Dosis gegeben, und es geht mir richtig gut. Die Essenspausen werden immer länger, Hunger hab ich fast keinen. Bis auf ein paar Spritzer habe ich bisher noch keinen Alkohol getrunken. Aber heute ist das Jubiläumsfest der Feuerwehr – mit einem zünftigen Frühschoppen. Ich, als Mitglied unserer Wehr, bin da natürlich im Einsatz und stehe mit einem Kameraden beim Empfang und begrüße die Gäste.

„Da, schauts, ihr zwei, ich hab ein Krügerl für euch. Damit ihr net verdurstet in der Hitz'." Oh, da meint es jemand gut mit uns. Na dann – Prost! Ein Schluck, ein Zisch, und – Wow, schmeckt das grauslich! Das gibt's ja nicht! Ein zweiter Schluck – auch nicht besser. Und – ich kann verraten, es wird auch mit den anderen Gläsern, die wir im Laufe des Frühschoppens spendiert bekommen, nicht besser. Etwas verschämt verstecke ich meine vollen Biergläser hinter einem Plakatständer, sonst hab ich am Ende noch eine schlechte Nachrede. Ja, so ist es bei uns am Land: „Was ist, bist du krank? Schmeckt dir das Biertscherl nicht mehr? Muss ich mir Sorgen machen?"

Nein, niemand muss sich Sorgen machen. Ich bin nicht krank – und das Bier schmeckt mir trotzdem nicht. Das sollte ich jetzt eigentlich laut rausschreien, bei dem Trubel, der rundherum herrscht, würde das sowieso niemand hören. Aber – irgendwie trau ich mich nicht zuzugeben, dass ich die Abnehmspritze nehme und mir deswegen mein Bier nicht schmeckt. Wie blöd ist das denn? Wie blöd bin ich denn?

Ich bin ein erwachsener Mann und habe Skrupel, den Menschen rund um mich zu verraten, dass ich etwas für meine Gesundheit tue? Wie muss es erst einem Alkoholkranken gehen, der nicht jedem auf die Nase binden möchte, dass er auf Entzug ist – und von allen dazu angehalten wird, doch ein kleines Schluckerl mitzutrinken.

Am Abend im Bett schwör ich mir, dass so etwas nicht mehr vorkommen wird und ich ab jetzt offen mit dieser Spritze umgehen werde.

Die ersten Schritte

Gratulation, Sie haben sich also entschlossen, eine Behandlung mit der Abnehmspritze zu beginnen und haben schon von da und dort gewisse Informationen erhalten oder gegoogelt. Sie haben sich darüber informiert, welche Kosten auf Sie zukommen werden (siehe Seite 73) und Sie sind sich mittlerweile sicher, dass Sie sich das leisten können und auch leisten wollen. Natürlich haben Sie noch ein paar spezielle und individuelle Fragen, die Sie gern beantwortet hätten. Und da wäre es nun echt an der Zeit, sich einen Arzt zu suchen, mit dem Sie die Behandlung machen wollen. Hören Sie sich dazu einfach ein wenig im Bekanntenkreis um oder nutzen Sie Google und schauen Sie einmal, wer in Ihrer Nähe eine Behandlung mit der Spritze anbietet, und vereinbaren Sie einen ersten Beratungstermin. Sie können zum Beispiel unter *www.abnehmen.at* Ärzte in Ihrer Umgebung finden, die mit Wegovy arbeiten. Hier werden allerdings keine Ärzte angeführt, die Mounjaro anwenden. Nehmen Sie zum ersten Termin bitte unbedingt eine Liste Ihrer aktuellen Medikamente mit und, falls vorhanden, den letzten Blutbefund oder andere wesentliche Befunde wie Ultraschall oder Röntgen. Das hilft, egal wie alt die Befunde sind, dem Arzt doch ein wenig bei der Einschätzung Ihrer Situation.

Das wichtige ärztliche Erstgespräch

Machen Sie sich vor dem Beratungsgespräch zu Hause schon Gedanken über die Behandlung, schreiben Sie sich alle Fragen auf und nehmen Sie diese Unterlagen mit zum Termin. Lassen Sie sich zuerst von ärztlicher Seite ganz genau erklären, wie das so funktioniert mit der

Spritze, und fragen Sie ruhig nach, wenn Sie etwas doch nicht ganz verstanden haben. Auch die geplante Ernährungsweise sollte unbedingt vorab erklärt und definiert werden. Sie müssen wissen, wie, wann und was Sie im Laufe des Tages essen sollten. Stellen Sie alle Fragen, die Sie sich vorab notiert haben (siehe dazu auch die Checklisten ab Seite 104) und sprechen Sie unbedingt über Ihre bisherige Ernährungsweise. Erst, wenn Sie spüren, dass Ihnen erstens alles ganz klar ist und Sie zweitens das Gefühl haben, einen kompetenten Ansprechpartner mit Erfahrung auf diesem Gebiet vor sich zu haben, dann können Sie sicher sein, dass die große Abnehmreise beginnen kann.

Sie brauchen einfach ein gutes Bauchgefühl, das Ihnen sagt, dass Sie in guten Händen sind. Weil Vertrauen wichtig ist für die gemeinsame Reise. Definieren Sie auch Ihr Gewichtsziel und Ihr Zwischenziel, also das Gewicht, das der erste Meilenstein auf Ihrer Reise sein wird. Das Erreichen dieses ersten Zieles wird dann nämlich den ersten Erfolg dokumentieren und Ihnen das Gefühl geben, dass die Entscheidung für die Behandlung die richtige war.

Laboruntersuchungen und Diagnostik

Wie Sie ja schon gelesen haben, ist es wichtig, dass am Beginn der Behandlung eine gute Basisdiagnostik steht. Wir wollen wissen, wie der allgemeine Gesundheitszustand ist, ob Leber, Niere und Bauchspeicheldrüse in Ordnung sind, welche Art des Stoffwechsels wir besitzen, ob eine Insulinresistenz besteht, ob Stress ein beeinflussender Faktor sein kann, und wie unser Körper überhaupt im Detail zusammengesetzt ist. Wichtig für die Blutabnahme zur Bestimmung der Insulinresistenz ist, dass Sie vorher tatsächlich 14 Stunden lang nichts außer Wasser zu sich genommen haben. Denn nur dann bekommen wir einen realistischen Insulinwert, und die korrekte Einstufung der Insulinresistenz ist wichtig für die Abschätzung der weiteren Therapie und des wahrscheinlichen Verlaufs.

Nach Einlangen aller Befunde wird ein weiterer Termin zur Besprechung der gesamten körperlichen und metabolischen Situation vereinbart. Leber und Bauchspeicheldrüse müssen als absolute Basis einwandfrei funktionieren, was man anhand der Blutbefunde beurteilen kann. Sollte es hier Unklarheiten geben, muss unbedingt eine zusätzliche Abklärung über einen Ultraschall der Leber und des Oberbauches erfolgen. Erst wenn diese Untersuchung bestätigt, dass das System in Ordnung ist, kann die Freigabe zur Behandlung erfolgen.

Die Untersuchungen geben Aufschluss über die aktuelle „metabolische Situation", also den gesamten Stoffwechsel zum Zeitpunkt der Untersuchung. Wenn zum Beispiel der Kohlehydratstoffwechsel dominant ist, dann war die Ernährung der vorangegangenen Monate nicht optimal, weil zu kohlehydratlastig, oder Sie haben im Laufe der einzelnen Tage zu häufig gegessen. Wenn umgekehrt der Fettstoffwechsel dominiert, haben Sie sich entweder schon ganz gut ernährt, haben eine gute Genetik oder treiben regelmäßig Sport. Die zusätzliche „metabolische Flexibilität" sagt uns, wie der Stoffwechsel derzeit zwischen Fett und Kohlehydraten wechseln kann, so wie die Fähigkeit eines Hybridautos, zwischen Benzin und Strom zu wechseln. Ein metabolisch effizienter Körper nutzt, was gerade verfügbar ist, und ist dadurch gesünder und leistungsfähiger – umgekehrt kann er auch schneller und effizienter abnehmen. Je metabolisch unflexibler man ist, desto mehr muss man sich an die Anweisungen des Arztes in punkto Ernährung halten und desto mehr Bewegung muss zwingend zusätzlich gemacht werden.

Good to know | Was vor der Behandlung besprochen werden sollte

Die metabolische Situation muss mit dem Patienten abgeklärt werden und daraus muss bereits eine Empfehlung über die Art und Weise der Ernährung und des Essverhaltens erfolgen.

Es müssen der Stress und der Schlaf evaluiert und es muss auch darüber gesprochen werden, wie man beide besser in den Griff kriegen kann.

Die grobe Hormonsituation und eventuelle Balancestörungen müssen beurteilt werden.

Der Grundumsatz muss bekannt sein und mitgeteilt werden, weil man dadurch schon eine Richtlinie erhält, in welchem Ausmaß das Kaloriendefizit liegen muss beziehungsweise liegen kann.

Knochen, Muskulatur, Wasser und Fettgewebe müssen bestimmt werden.

Allfällige Defizite im Blutbefund wie zum Beispiel B-Vitamine und Eisen gehören auch noch besprochen und Tipps zur Supplementierung gegeben. Etwaige Erhöhungen der Entzündungsmarker müssen beurteilt und auch besprochen werden.

Ihre Betreuung hat nun ein exaktes Bild von Ihnen, Ihrem Körper und Ihrem Stoffwechsel und kann feststellen, an welchen Rädern man noch drehen kann und muss, um das Abnehmen bestmöglich zu unterstützen. Man wird Ihnen nun erklären, was Sie wann essen können und sollen. Sie werden über die möglichen Nebenwirkungen informiert und was man dagegen tun kann. Das notwendige Bewegungsprogramm wird besprochen, und last but not least wird die Entscheidung für ein Präparat gefällt: Vielleicht haben Sie hier einen Favoriten, oder der Arzt wird Ihnen anhand aller Befunde ein Präparat vorschlagen.

Beginn der Therapie

Nun ist es so weit. Sie erhalten Ihre erste Spritze. Man beginnt dabei immer mit der niedrigsten Dosis. Das sind 0,25 mg bei Wegovy und 2,5 mg bei Mounjaro, und diese Dosen sind in der Wirkung auch von der Stärke in etwa vergleichbar. In ganz seltenen Fällen wird auch mit der halben Einstiegsdosis gestartet, wenn es sich um sehr sensible Personen handelt oder aus medizinischen Gründen.

Die Nadel ist eine 4 Millimeter lange Mikronadel, sie hat den kleinsten Durchmesser, der in der Medizin verwendbar sein kann – noch dünner, und es käme keine Flüssigkeit mehr aus der Spritze. Vor diesem Einstich braucht man also keine Angst zu haben, er ist absolut schmerzlos. Selbst Personen mit einer Nadelphobie – die sind zwar selten, doch es gibt sie – haben mit dieser Nadel keine Probleme. Der Arzt wird Ihnen den Pen genau erklären und zeigen, wie man die Dosis einstellt und die Nadel aufschraubt. Er wird Ihnen den ersten Stich selbst geben oder Sie nach der Desinfektion der Einstichstelle anleiten.

Bei beiden Präparaten beinhalten die Pens die nötige Injektionsmenge für vier Wochen, also für vier Injektionen. Die Injektion erfolgt einmal pro Woche, immer am selben Wochentag, am besten am späten Nachmittag oder am frühen Abend. Bei Wegovy sind vier Nadeln im Set dabei, bei Mounjaro leider nicht. Für Mounjaro muss man also in die Apotheke gehen und sich Nadeln besorgen oder sie sich vom Arzt mitgeben lassen. Der Ablauf ist einfach, und man kann dabei nichts falsch machen – wenn man es einmal gesehen hat, dann man hat es sich auch schon gemerkt.

+ + +

Herbert Hirschlers Abnehmreise

Monat Nummer Zwei: Mädlsabend

Die nächste Challenge wartet schon drei Tage später: Geburtstagsfeier einer ehemaligen Kollegin. Sie hat uns zu sich nach Hause eingeladen. Mein ehemaliger Chef und ich sind die einzigen Männer – neben zehn Frauen.

Wir sind ein eingeschworener Haufen, es wird wild durcheinandergequasselt, als mich die Gastgeberin fragt: „Herbert, du willst eh ein Bier?" Aber auf meine Antwort „Du, danke, aber das schmeckt mir derzeit nicht" wird es plötzlich still im Stall.

„Was? Warum?", „Bist du krank?", „Du schaust eh so schlecht aus ..." sind nur einige Bemerkungen, die von allen Seiten auf mich einprasseln.

So, aus. Jetzt muss es raus: „Nein, ich bin nicht krank! Mir schmeckt nur kein Bier, weil ich ... die Abnehmspritze nehme ..." Uff! Geschafft!

Stille um mich. Aber nur kurz, dann kommt schlagartig wieder Leben in die Bude: „Wirklich? Das tust du dir an? Ist das nicht gefährlich?“ Und: „Verträgst du die? Ich hab da was gelesen ...“ Aber auch: „Super, dass du was machst. Ich hab mir schon gedacht, ob du wieder wandern warst, weil du schon einiges abgenommen hast. Wie viel hast du denn schon weniger?“

Auf meine Antwort, dass ich bisher mehr als zehn Kilo verloren habe, gibt es ein kurzes „Oooh!“-Gewitter, vereinzelt höre ich: „Das sieht man!“

Doch eine Kollegin, ich nenne sie mal Mimi, meint, dass sie da vor Kurzem gelesen hätte, dass die, die diese Spritze genommen haben, alles wieder zunehmen und danach noch viel mehr Gewicht drauf hätten als zuvor. Mimimimi ...

Ich mag sie wirklich gern, aber Mimi hat immer schon die Tendenz zum Negativen.

„Na dann bin ich eben der Erste, der sein Gewicht auch danach hält!“, gebe ich trotzig zurück. Und außerdem, erkläre ich, mache ich das unter ärztlicher Aufsicht, auf längere Zeit, und glaube fest daran, dass ich es schaffen kann, die verlorenen Kilos nicht mehr wiederzufinden.

„Aber ...“, gibt Mimi weiter Gas, „die haben gesagt, dass die Diabetiker, die das Medikament wirklich brauchen würden, jetzt keines bekommen, weil es so viele andere Menschen wollen, nur um ein paar Kilo zu verlieren. Und außerdem haben sie gesagt ...“

Das ist zwar sonst nicht meine Art, aber ich muss sie jetzt einfach unterbrechen: „Sei mir net böse, ich will jetzt nicht hören, was die gesagt haben – geht das?“

Und es funktioniert – so halbwegs. Manchmal werde ich schon noch auf die Spritze angesprochen, aber im Großen und Ganzen wird der Abend wunderschön. Statt Bier trinke ich „Teichwasser“, also ein Achterl Wein, aufgespritzt auf einen halben Liter, genieße das Essen, genehmige mir auch noch ein zweites Stück Torte zum Kaffee – und rede wieder denselben Blödsinn, den ich auch sonst so von mir gebe, wenn ich mich in einer Gesellschaft wohl fühle. Es wird viel gelacht, und alle haben ihren Spaß. *Business as usual* quasi – auch ohne Bier. Mimimi ...

Anwendung und Handhabung

Der Bauch stellt mit Sicherheit den besten Ort für die Injektion dar. Am besten auf Höhe des Nabels, links oder rechts davon in circa 5 Zentimeter Entfernung. Da ist die Haut am wenigsten empfindlich, was aber eigentlich egal ist, da der Einstich ja ohnehin nicht weh tut. Auch die vorderen Oberschenkel und die Rückseite der Oberarme sind prinzipiell möglich, aber nicht wirklich praktikabel.

Die Nadel sticht 4 Millimeter tief, man durchsticht also die Haut und landet im subkutanen Fettgewebe. Wichtig ist die vorhergehende Desinfektion der Einstichstelle mit Alkoholtupfern aus der Apotheke. Die Nadel ist doppelt geschützt, man zieht also erst ein Plastikteilchen ab und dann ein weiteres.

Rechtshänder spritzen mit der rechten Hand: Man nimmt dazu die ganze linke Hand und greift das Bauchfett großflächig an, um oberflächlich eine gewisse Spannung der Haut zu erreichen. Diese Spannung ist wichtig, da die Nadel nur 4 Millimeter lang ist. Wenn Sie nicht fest greifen, kann Ihnen das Bauchfett nach innen „wegrutschen" und es besteht die Gefahr, dass die so kurze Nadel dann aus der Haut gleitet und Sie das Präparat nicht in den Bauch spritzen, sondern darauf, was schade um das gute Geld wäre. Danach schraubt man den Spritzenaufsatz ab, setzt die Hülle wieder auf den Pen, gibt ihn zurück in die Verpackung, und ab damit in den Kühlschrank.

Im Internet kursieren Gerüchte, wonach die Injektion an verschiedenen Stellen des Körpers weniger oder mehr Nebenwirkungen verursacht. Dafür gibt es allerdings keine wissenschaftlichen Belege, und es ist auch prinzipiell logisch, das anzuzweifeln. Eigene Versuche und

Befragungen von zahlreichen Patienten haben ebenfalls ergeben, dass hier kein Zusammenhang besteht. Trotzdem kann man das auf Wunsch selbst probieren.

Tipp!: Erfolgreiches Abnehmen hat auch reichlich mit Stress, Schlaf und innerer Balance zu tun. Um diese Faktoren beurteilen zu können, gibt es zwei coole Tools: Der Oura-Ring überwacht die Schlafdauer und -qualität, erkennt Schlafphasen und unterstützt so die Regeneration. Er erfasst die tägliche Aktivität und Bewegungsmuster, bewertet die körperliche Kondition und gibt Empfehlungen zur optimalen Belastung. Gleichzeitig hilft er, unterschiedliche Stresslevel zu erkennen und besser zu managen. Ergänzend liefert er Einblicke, wie Ernährung und Lebensstil den Körper beeinflussen, und bietet eine übersichtliche, benutzerfreundliche App zur einfachen Analyse aller Daten.

Eine Alternative dazu ist das Whoop-Band, das man wie eine Uhr am Handgelenk, am Oberarm oder auch in spezieller Unterwäsche tragen kann. Es analysiert detailliert die wichtige Erholung nach körperlicher Belastung und unterstützt ein effektives Belastungsmanagement, indem Trainingsintensität und -häufigkeit optimiert werden. Es verknüpft verschiedene Gesundheitsdaten, liefert langfristige Trends und tiefgehende Einblicke in Trainings- und Regenerationsphasen. Ein Abo-Modell für erweiterte Funktionen bietet zusätzlich umfassende Grundlagen, um Leistung, Erholung und Gesundheitszustand gezielt zu steuern.

Die ersten Wochen: Was Patienten erwartet

Jetzt wird es spannend, Sie haben Ihre erste Dosis – die niedrigstmögliche – erhalten. Manche Menschen sind nach den ersten vier Wochen enttäuscht, weil sie sich mehr Gewichtsverlust erwartet haben. Das hat damit zu tun, dass jeder Mensch anders auf das Medikament anspricht, aber: Non-Responder gibt es kaum, und auch die geringe Wirkung der ersten Spritze wird bei der Dosiserhöhung nach vier Wochen ohnehin aufgehoben. Sie haben außerdem einen neuen Freund kennengelernt: Protein, also Eiweiß, das Sie ab sofort ausgiebig zu sich nehmen sollten. Der bisherige gute Freund waren die Kohlehydrate, doch in dieser Beziehung tun Distanz und seltenere Treffen, so wie im echten Leben, einfach einmal gut und sind ab jetzt notwendig.

Prinzipiell setzt die Wirkung bei der ersten Verabreichung nach zwei Stunden bis zwei Tagen ein. Es ist dabei wichtig, und das besonders in den ersten vier Wochen, auf den eigenen Körper zu hören und vermehrt auf seine Signale zu achten. Es geht dabei vor allem um zwei Dinge: Hunger und Sättigung. Unter der Behandlung mit der Spritze müssen sich angewöhnte Essrituale verändern, sowohl zeitliche wie das tägliche Abend- oder Mittagessen als auch soziale wie das gemeinsame Abendessen mit dem Partner oder den Kindern. Wir müssen lernen, den Hunger und das Hungergefühl wieder zu verstehen, richtig einzuschätzen und uns dementsprechend zu verhalten. Wir müssen lernen, zwischen Hunger, Gewohnheit und einem Gusto auf etwas zu unterscheiden. Es empfiehlt sich am Anfang, da lernt der Körper ja den Wirkstoff erst so richtig kennen, nur dann zu essen, wenn man echten Hunger hat. Das reguliert sich dann ohnehin von allein über die Zeit.

Das Zweite, was man noch lernen muss, ist das Erkennen und Fühlen der Sättigung. Das sind wir nicht mehr wirklich gewohnt und essen sehr oft über das Sättigungsgefühl hinaus. Vielleicht, weil uns beigebracht wurde, aufzuessen, oder weil es gerade in einem Restaurant „schade drum" wäre. Vor allem aber zeigt der Körper Sättigung immer erst mit einer Verzögerung von einigen Minuten an, das heißt, wenn man sie wahrnimmt, hat man schon „darüber" gegessen. Und deshalb ist uns das exakte Fühlen der erreichten Sättigung leider abhanden gekommen, und wir müssen es tatsächlich neu lernen. Unser Körper ist seit Urzeiten so programmiert, dass die Sättigung nur über eine ausreichende Füllung des Magens erreicht wird. Kohlehydrate mit wenig

Volumen, also Süßigkeiten, verursachen deshalb so gut wie gar kein Sättigungsgefühl, weil es gar kein Hormon gibt, dass uns bei hoher oder auch zu hoher Zuckerzufuhr melden würde, dass wir schon satt sind. Leptin und auch GLP-1 reagieren nur auf die Menge, also das Volumen, der Nahrungszufuhr. Deshalb müssen wir Kohlehydrate, die viele Kalorien bereits in kleinen Mengen bieten, so gut es geht meiden.

Wegovy wird dazu führen, dass man während der Anwendung um rund 40 Prozent weniger essen muss, um satt zu sein. Man kann sich als Vorbild auch die Methode der Menschen aus der Blauen Zone Okinawa abschauen. Dort leben besonders viele Über-100-Jährige, die Menschen sind auffallend gesund und werden deshalb sehr alt. Sie halten sich an das Prinzip *Hara hachi bu*, eine Weisheit und Geisteshaltung, die unter anderem besagt, man sollte aufhören zu essen, wenn der Magen zu etwa 80 Prozent gefüllt ist. Dies fördert achtsames Essen, verbessert die Verdauung und trägt so zur Gesundheit bei. Das wäre das optimale Essverhalten, und diese Art des Essens sollte auch noch langsam und bewusst erfolgen. Mit der Zeit bekommen die Patienten so ein sehr gutes Körpergefühl, weil sie erfolgreich lernen, in sich hineinzuhören und entsprechend zu reagieren. Denn die Spritze gibt uns nur die Möglichkeit, unser eigenes Verhalten zu ändern, sie sorgt nicht für das Abnehmen an sich.

Das Ziel ist, nur mehr zwei Mahlzeiten am Tag zu sich zu nehmen, und das in einer Zeit von sechs bis acht Stunden. Der Rest des Tages ist essensfreie Zeit. Da tun sich manche Menschen aus Gewohnheitsgründen schwer, da sie jahrelang drei Mahlzeiten gewohnt waren, oder weil sie emotionale Esser sind. Da muss mitunter mit dem inneren Schweinehund gekämpft werden, aber Sie werden sehen: Zwei Mahlzeiten sind absolut genug, Sie werden nicht verhungern, versprochen! Sie müssen nur neue Routinen entwickeln. Bei mir selbst war die Wirkung so, dass mein Zeitfenster für das Essen nur mehr vier Stunden betrug. An manchen Tagen, wenn ich viel zu tun hatte, fiel mir erst am Abend auf, dass ich den ganzen Tag nicht einmal an Essen gedacht hatte.

Versuchen Sie also in den ersten vier Wochen darauf hinzuarbeiten, dass Sie nach 18 Uhr keine Kalorien mehr zu sich nehmen. Das kann am Anfang herausfordernd sein, aber mit Unterstützung durch die Spritze ist es möglich.

In der ersten Phase der Eingewöhnung können gewisse Nebenwirkungen auftreten: Kopfschmerzen, leichtes Unwohlsein, Übelkeit, Durchfall, Verstopfung, Bauchgrummeln. Das alles hat mit der Wirkung des Medikaments auf den Magen-Darm-Trakt zu tun. In der Regel werden die Beschwerden, sofern sie überhaupt aufgetreten sind, aber mit der Zeit immer schwächer und hören meistens ganz auf. Auch stärkere Müdigkeit, weniger Energie oder ein höheres Schlafbedürfnis pendeln sich nach einiger Zeit in den allermeisten Fällen wieder gut ein. Es kann auch passieren, dass gewisse Dinge anders schmecken und man manches gar nicht mehr essen will, weil man fast etwas Ekel vor gewissen Getränken oder Lebensmitteln empfindet und diese dann automatisch meidet. Manche Speisen oder Nahrungsmittel wird man auch meiden, weil man bewusster einen Zusammenhang zu einem gewissen Unwohlsein nach dem Verzehr erkennt.

Nach Ablauf der ersten vier Wochen folgt dann der nächste Termin beim Arzt zur Dosisanpassung. Man berichtet dabei über den Abnehmerfolg sowie Änderungen in Verhalten und Ernährung. Besprochen werden aber auch kleine Problemchen, vorhandene Hürden und das allgemeine Befinden. Die Dosis wird dann üblicherweise erhöht, bei Wegovy auf 0,5 mg und bei Mounjaro auf 5 mg. Oft ist nun außerdem der Zeitpunkt, mit dem Auffüllen von Mikronährstoffdefiziten zu beginnen, etwas für den Darm zu tun, den Schlaf zu unterstützen, allfälligen Stress zu reduzieren oder hormonelle Balancestörungen zu therapieren. Die Eingewöhnungszeit ist vorüber, die Reise geht weiter.

\+ + +

Herbert Hirschlers Abnehmreise

Resümee Monat Zwei

Dass die schlimmste Nebenwirkung der Spritze jene ist, dass mir der Gerstensaft nicht mehr schmeckt, kann ich verkraften. Ansonsten mache ich immer öfter Pausen von bis zu zwanzig Stunden zwischen den Mahlzeiten. Wenn ich ehrlich bin: Nach ungefähr zwei Drittel der Zeit kommt manchmal schon so etwas wie ein Hungergefühl, aber meistens halt ich durch.

Langsam sieht man mir an, dass ich Gewicht verloren habe. Ich wäge immer noch gut ab, wem ich von meinem Spritzenabenteuer erzähle, aber es sind jetzt doch schon einige, die davon wissen.

Da nach drei Wanderbüchern und einem Musikroman gerade mein erster Krimi erschienen ist, bin ich viel unterwegs. Lesungen, Reisevorträge, Buchpräsentationen – oft habe ich bis zu drei Termine in der Woche. Daher komme ich fast nicht zum Wandern, am Wochenende arbeite ich die verlorene Zeit in der Firma auf oder bereite die nächste Veranstaltung vor. Oder ich bin einfach zu müde. Trotzdem habe ich seit Langem wieder unter hundertzwanzig Kilo – die nächsten vier Kilo sind verschwunden. Ohne große Einschränkungen! Bis auf das Bier, aber das fehlt mir nicht wirklich.

Ernährung während des Abnehmens

Was man während der Therapie mit der Abnehmspritze essen soll, beschäftigt viele Personen. Im Prinzip isst man dabei gesund, ausgewogen und orientiert sich an gewissen Grundprinzipien. Durch diese gesunde, aber auch schmackhafte und sättigende Ernährung werden Sie gut versorgt und unterstützen Ihren Stoffwechsel. Zusätzlich hat man den Vorteil, dass man durch eine gesunde Ernährung sein persönliches Risiko für drei von vier der häufigsten Todesursachen enorm reduzieren kann. Eine gesunde Ernährung beeinflusst zusätzlich das Körpergewicht mit allen positiven Auswirkungen, unterstützt die wichtige Funktion des Darmes und wirkt auf den Blutzucker, die Blutfette und den Blutdruck. Dazu gibt es viel an Literatur, Empfehlungen, Reels und Postings.

Man muss sich in punkto Ernährung Folgendes vor Augen halten: Es gibt erstens die Ernährung unter der Behandlung und zweitens die gesunde Ernährung im Anschluss an die Therapie, die dann zum Aufrechterhalten des Gewichtes und der neu gewonnenen Gesundheit dient (siehe Seite 171). Generell werden Sie ja dank der Spritzenunterstützung deutlich weniger und seltener essen. Und dieses Wenig-Essen sollte dann einfach nur von guter Qualität sein und ein paar Prinzipien folgen. Aber, und das ist wichtig, mit der Abnehmspritze ist es nicht nur unmöglich, sondern auch sinnlos, exakte Ernährungsanweisungen zu geben, denn jeder Mensch reagiert anders, was das Hungergefühl an sich betrifft. Das hat auch Einfluss auf das zeitliche Essfenster über den Tag, auch das ist bei jedem Patienten anders. Es gibt etwa die Frühstücker, die bis dato immer gefrühstückt haben und das auch weiterhin machen wollen oder teilweise auch machen müssen, und eben die Nicht-Frühstücker, die auch vor der Behandlung nicht gern oder regelmäßig gefrühstückt haben und das auch mit der Spritze nicht tun werden. Viele Patienten nehmen nur eine große Mahlzeit und einen Snack nach vier Stunden zu sich, andere Menschen benötigen weiterhin zwei Mahlzeiten plus ein oder auch zwei Snacks. Das alles ist abhängig vom dann vorhandenen Hungergefühl, von der langjährigen Gewohnheit, von sozialen und emotionalen Faktoren, und diese vier Faktoren kann keine Betreuung vorausahnen oder beeinflussen. Deshalb kann es für die ersten vier Wochen kein Rezeptbuch und keine tabellarisch erstellte Liste der empfohlenen Mahlzeiten geben. Das muss sich alles zuerst einstellen, und nach vier Wochen werden Sie ohnehin Profi sein, was Ihren Hunger, Ihr tägliches Essen,

Ihren Essrhythmus und die Verträglichkeit der Nahrungsmittel betrifft. Das alles bespricht man dann bei den Kontrollen und kann dahingehend Änderungen und Verbesserungen durchführen.

Als Faustregel gilt: mindestens drei Portionen Fisch pro Woche und maximal zwei Portionen Fleisch, wobei Geflügel zu bevorzugen ist. Menschen, die Fisch nicht mögen, können ihn durch Geflügel oder Hülsenfrüchte ersetzen – wichtig sind täglich zugeführte Proteine. Wenig Wurst und Schinken, dafür täglich eine Portion Naturjoghurt. Am besten täglich eine Portion Vollkornprodukte essen, wie zum Beispiel Couscous, Bulgur, Polenta, Hirse, Reis oder eifreie Pasta aus Hartweizengrieß. Essen Sie täglich einen bunten Salat und pro Woche mindestens drei Portionen Hülsenfrüchte wie Erbsen, Bohnen, Soja, Kichererbsen oder Linsen. Täglich sollten es fünf Handvoll Gesundheit sein, also zum Beispiel drei Handvoll Gemüse roh, blanchiert oder gegart sowie maximal zwei Handvoll Obst. Dazu täglich eine Handvoll ungesalzene Nüsse und, wenn möglich, täglich eine Handvoll Beeren jeder Art, gern auch im täglichen Joghurt. Dazu auf gesunde Öle wie Olivenöl oder Leinöl achten. Würzen Sie viel mit frischen Kräutern statt mit zu viel Salz, und experimentieren Sie damit – Sie werden staunen, welche Geschmacksrichtungen man auf diese Weise zaubern kann. Gestalten Sie die Portionen am Teller einfach möglichst bunt, das bringt viele gesunde sekundäre Pflanzenstoffe, über die sich Ihr Körper freut. Dabei können Sie nichts falsch machen.

Begrenzen Sie außerdem unbedingt die Aufnahme von einfachen Kohlehydraten, lassen Sie also möglichst alle Speisen aus Weizenmehl weg, genauso wie viel Kochsalz, Alkohol und gesättigte Fettsäuren in Wurst, Schmalz, Schinken, Salami, rotem Fleisch, Palmöl, Schlagobers, Transfetten und Kokosöl.

Vermeiden Sie mit Zucker gesüßte Getränke, jedes Junkfood, alle Arten von Fertiggerichten, Chips und Süßigkeiten. Kochen Sie täglich selbst, zelebrieren Sie das, auch wenn es nur eine schön angerichtete Eierspeise mit geschnittenen Tomaten und Gurken ist.

Und da wir in einer modernen Zeit leben und es um die Gewichtsmedizin 2.0 geht, nutzen Sie moderne Techniken: ChatGPT ist ein Tool, das Sie beim Abnehmen perfekt begleiten und Ihnen eine ganz wichtige Informationsquelle sein kann (siehe dazu auch Seite 129).

\+ + +

Herbert Hirschlers Abnehmreise

Monat Nummer Drei: Nachschub

Weil die Spritze bei mir so gut anschlägt, meint mein Doppeldoktor, wir können ruhig bei derselben Dosis bleiben wie im letzten Monat – 0,5 mg. Mir soll's recht sein, er wird schon wissen, was er tut. Und daher hab ich auch nichts dagegen, als er mir eine Ladung „Nahrungsergänzungen" verschreibt – einen Vitamin-B-Komplex Forte sowie Coenzyme Q10.

Krafttraining wäre ganz gut, meint er dann noch, um nicht allzu viele Muskeln zu verlieren. Ich bin mit meinem Krimi derzeit aber so viel unterwegs, dass ich nicht wüsste, wie ich ein Fitnesscenter auch noch unterbringen könnte. Ich bin schon froh, wenn es mir gelingt, ein paar Mal pro Woche wenigstens zehntausend Schritte zu gehen. Manchmal marschiere ich von neun bis elf Uhr am Abend. Also wird das wohl nix mit der Kraftkammer. DDr. Jahl schreibt mir ein hochwertiges Proteinpulver auf, um die Fettverbrennung anzukurbeln, schmunzelt etwas und meint, ich könne ja hin und wieder mal ein paar Liegestütze oder dergleichen machen. Natürlich! Aber ich fürchte, ich werde das ein, zwei Mal probieren und dann wieder vergessen. Aber schau'n wir mal.

Eine Frage habe ich noch: „Mein Blutdruck ist von 135 zu 90 auf 125 zu 80 runtergepurzelt, kann ich da nicht mit meinen Blutdruckpulverln aufhören?" Seine Antwort ist eindeutig: „Machen Sie das unter keinen Umständen! Das müssen Sie unbedingt mit Ihrem Hausarzt klären, denn unsachgemäßes Absetzen der Blutdruckmedikamente kann zu enormen Problemen führen!"

Proteine und Kohlehydrate

Um die Behandlung mit der Spritze ideal zu begleiten, müssen die Ernährungszusammensetzung und die Ernährungsweise primär einfach konsequent nach neuesten wissenschaftlichen Erkenntnissen aus der Insulinforschung umgestellt werden. Der Kohlehydratanteil sollte durch Eiweiß ersetzt werden – das ist der Hintergrund der *Low-Insulin-Ernährung* beim Abnehmen mit der Spritze.

Die Vorteile von *Low Carb* und *High Protein* sind umfangreich:

- Der Protein-Leverage-Effekt bedeutet, dass Eiweiß durch einen natürlichen Stoppschalter nur bis zum notwendigen Soll zugeführt wird, was automatisch die Menge an aufgenommen Kalorien reduziert. Bei der Kombination von Kohlehydraten und Fetten ist das leider nicht so. Deshalb führen Fertiggerichte dazu, dass wir einfach deutlich mehr essen.
- Es stellt sich ein deutlich stärkerer und längerer Sättigungseffekt ein. Dieses Sattsein macht uns glücklich, zufrieden und steigert die Motivation.
- Der Körper verbraucht bei Eiweißaufnahme schon 20 Prozent der Kalorien, um an die dann noch verbleibenden 80 Prozent zu kommen.
- Bei der Verdauung von Eiweiß wird drei- bis siebenmal mehr Wärme freigesetzt als bei Kohlehydraten oder Fett.
- Viel Eiweiß sorgt für einen wichtigen Schutz gegen Muskel- und Knochenabbau im Rahmen von Gewichtsreduktionen.
- Nach dem Essen von Eiweiß kommt es zu einer deutlich geringeren Auslenkung des Blutzuckers und damit des Insulins.
- Pflanzliche Proteine unterstützen die natürliche und körpereigene GLP-1-Sekretion – das ist ein wichtiges Ziel!
- Proteine am Abend allein erhöhen die Wachstumshormonausschüttung während der Nacht, was ein echter Stoffwechselturbo

ist und der Regeneration und Reparatur der Körperzellen dient. Ein abendlicher Proteinshake, vor allem mit zusätzlichem Kreatin, kann enorm dazu beitragen.

- Die Darmflora profitiert ebenfalls von hoher Eiweißzufuhr: Es entsteht mehr Diversität der Bakterien, und dadurch kommt es zu einer anderen bakteriellen Besiedelung des Darms mit mehr Akkermansia, Laktobazillen, Bifidobakterien und weniger Prevotella, was uns im Darm, vor allem in Kombination mit Ballaststoffen aus Gemüse, unendlich guttun wird.

✦ ✦ ✦

Herbert Hirschlers Abnehmreise

Monat Nummer Drei: Mein Krimi hebt ab …

Es ist ein richtiges Griss um meinen ersten Krimi. Buchvorstellung da, Lesung dort, dazu noch einige Reisevorträge von meinen Pilgerwegen, von Südtirol über die Steiermark bis nach Wien. Meine Moni ist zum Glück immer an meiner Seite, wenn ich durch die Gegend gondele. Nach den Veranstaltungen gibt es oft noch etwas zu essen und zu trinken, meist kleine Snacks, Wein und Bier. Ich war bisher fast unschlagbar in der Disziplin Brötchenessen. Weißbrot mit Wurst, Käse, einem Gurkerl, vielleicht einer Scheibe Ei, aber unbedingt viel Mayonnaise. Dafür habe ich jedes Schnitz… – nein, okay, jeden Gemüsestrudel – stehen lassen.

Ich war gefürchtet in der Firma: Gab es Geburtstagsfeiern oder Meetings mit Verpflegung, wurde wegen mir meist die dreifache Menge an Brötchen bestellt. Aber – ha! – bei der Abschiedsfeier eines Kollegen letzte Woche ist so viel übrig geblieben, dass man am nächsten Tag noch mal davon satt wurde. Nur, weil ich plötzlich nach zwei dieser Dinger genug hatte. Und so geht es mir auch nach den Lesungen. Ein, zwei Brötchen, ein ganz leichter Sommerspritzer – und das war's. Es ist gar nicht schwer …

Wir reduzieren also primär die Aufnahme von einfachen Kohlehydraten, um abzunehmen. Das sind Lebensmittel, die aus Mehl gemacht werden, was nichts anderes als ein leicht aufspaltbarer Zucker ist: alle Arten von Süßigkeiten, Torten, Kuchen, Pizza, Kekse, Frühstückscerealien, Müsli, Nudeln, Brot – vor allem Weißbrot –, weißer Reis und Erdäpfel, wobei gekochte Erdäpfel in einer kompakten Form aufgrund ihrer Zusammensetzung definitiv noch am besten für den Stoffwechsel sind. All diese Lebensmittel tun uns scheinbar gut, und unser Hirn fühlt sich wohl damit, aber nur, weil wir es uns so antrainiert haben. Die Spritze hilft Ihnen dabei, von dieser Kohlehydratabhängigkeit wegzukommen. Sie werden diese Lebensmittel nicht vermissen, auch, weil der Heißhunger auf Kohlehydrate stark reduziert wird. Es wird auch dieser berühmte Heißhunger auf Süßigkeiten verschwinden, Sie werden sehen.

Aber nicht nur die Art, auch die Menge der Kohlehydrate ist entscheidend: 100 Gramm Kohlehydrate pro Tag sind ein ungefährer Richtwert, um mit Sicherheit ordentlich Gewicht zu verlieren. Dabei muss jedoch immer der individuelle Energiebedarf berücksichtigt werden, der auch vom Beruf und der körperlichen Betätigung abhängig ist. Eine vollwertige Mischkost sollte mindestens 50 Prozent der Energiezufuhr in Form von Kohlehydraten, aber inklusive Gemüse, enthalten. Auch für Menschen, die unter Stoffwechselstörungen leiden, können andere Mengenvorgaben gelten. Auch wenn 100 Gramm viel klingen, ist dieser Wert schnell erreicht. Zum Beispiel enthält Weißbrot pro 100 Gramm bereits 49 Gramm Kohlehydrate, eine Banane hat pro 100 Gramm auch schon 23 Gramm Kohlehydrate.

Hilfreich sind bei diesem Thema Listen aus dem Internet, die angeben, wie viele Kohlehydrate Lebensmittel enthalten und wie sie sich jeweils auf den Insulinanstieg auswirkten. Hier sprechen wir vom glykämischen Index oder noch besser von der glykämischen Last. Sich damit zu beschäftigen, macht absolut Sinn, einfach um ein Gespür für die unterschiedlichen Lebensmittel zu entwickeln und herauszufinden, was man unbedingt meiden sollte. Weil Lebensmittel unterschiedlich und nicht alle Kohlehydrate gleich sind. Da muss man sich einlesen, lernen und verstehen. Auch hier ist ChatGPT als Hilfsmittel sehr zu empfehlen. Und wenn wir diese Lebensmittel so gut es geht einfach meiden und stark reduzieren, wird sich der Erfolg sehr rasch zeigen.

Good to know | Alternativen zu Nudeln und Reis

Quinoa, Buchweizen, Hirse, Bulgur, Kichererbsen, Couscous, Linsen, Bohnen, Zucchini-Nudeln, Konjak-Nudeln aus Shirtaki, Blumenkohlreis, Brokkolireis, Chiasamenpudding

✦ ✦ ✦

Herbert Hirschlers Abnehmreise

Monat Nummer Drei: Hochleistungssport

Ein jetzt nicht mehr ganz so guter Freund hat mich ohne mein Wissen zum Firmenlauf angemeldet. Danke sehr! Wobei „Lauf" nicht ganz stimmt, gemeinsam mit drei Freunden bin ich beim Nordic-Walking-Bewerb dabei. Dass wir vier beim letzten Mal unter der Teambezeichnung „Baucherlbuam" unterwegs waren, sagt wohl alles über unsere körperliche Ausprägung. Aber egal, jetzt sind wir dabei und versuchen, unser Bestes zu geben. Ich habe – im Gegensatz zum letzten Antreten – kein bisschen trainiert, bin aber trotzdem eine Minute schneller. Die fünfzehn Kilo weniger auf den Rippen schleppen sich viel einfacher durch die Gegend. Und auch das T-Shirt, dass wir zur Verfügung gestellt bekommen haben, passt heuer viel besser. Beim letzten Mal war es mir viel zu eng, ein Bekannter hat vor dem Start zu mir gesagt, dass ich aussähe wie einvakuumiert.

Nach dem Zieleinlauf stoßen wir mit dem obligatorischen Belohnungsbierchen an. Ich nippe nur kurz und hole mir ein Soda-Zitron. Dann gönne ich mir eine fette Bratwurst mit Pommes. Auf die habe ich nach den fünf Kilometern Hochleistungssport so richtig Appetit.

Und – oh Wunder – es gibt kein Problem, so rein verdauungsmäßig. Alles okay. Und weil wir noch dazu den zweiten Platz erreicht haben, wird es eine wunderschöne Siegesfeier, die genauso lang dauert wie beim letzten Mal. Nur ohne Kopfschmerzen am nächsten Tag ...

Unterstützung durch KI

KI-Modelle wie ChatGPT stecken längst nicht mehr in den Kinderschuhen, sondern haben sich in den letzten Jahren sehr stark weiterentwickelt. Speziell für Ihre Abnehmreise können diese Modelle sehr hilfreiche Unterstützer sein – sie liefern auf Knopfdruck verständliche und individuelle Informationen, egal ob zu Ernährung, Bewegung, Sport oder Kalorienbedarf, und helfen auch bei ganz praktischen und wichtigen Aufgaben wie Einkaufen für geeignete Ernährung, Mahlzeitenplanung und Rezeptideen. All dies lässt sich jederzeit anpassen – an den eigenen Alltag, Ihre Vorlieben, allfällige Planänderungen oder besondere neue Bedürfnisse. So wird dann nämlich ganz rasch aus Verunsicherung Orientierung, und Patienten fühlen sich damit sehr gut unterstützt. Je konkreter die Frage oder das Anliegen ge- und beschrieben wird, desto exakter, genauer und hilfreicher sind die Antworten. Was nichts anders bedeutet, als dass man sich exakt überlegen muss, was man eigentlich will, und die Frage, den sogenannten Prompt, entsprechend formuliert.

So ein Prompt wäre: Du bist ein Ernährungs- und Abnehmexperte. Ich bin (Alter), (Geschlecht), wiege (aktuelles Gewicht in Kilo) bei (Größe in Zentimeter), bewege mich (täglich/wenig/moderat/viel) und verwende (Name der Abnehmspritze). Ich möchte (täglich/alle zwei Tage/dreimal in der Woche) Bewegung machen zu je (30/60/90 Minuten). Ich mache gern (Lieblingsbewegung oder -sport). Mein Ziel ist (Gewichtsabnahme in Kilo pro Woche/Monat/Jahr) mit Muskelerhalt und einem Endgewicht von (Wunschgewicht in Kilo). Ich möchte mich gesund ernähren und strebe eine Kalorienaufnahme täglich in der

Höhe von (Kalorienwunsch) an. Bitte gib mir (Tagesplan/Wochenplan/Einkaufsliste mit maximalen Kosten pro Woche und Person/ Snackideen/schnelle Rezepte/Bewegungsprogramm/Sportprogramm ...) für kohlehydratreduzierte und insulinfreundliche Ernährung. Ich esse pro Tag (zweimal/dreimal) mit (Anzahl der Zwischenmahlzeiten). Den Plan bitte für (Personenanzahl).

Dieser Prompt ist nur als erstes Beispiel gedacht, und er ist jederzeit ersetzbar und neu formulierbar. Die Antwort, die man erhält, kann man noch unendlich oft verfeinern lassen oder einfach am nächsten Tag noch einmal neu anfordern. Die Inhalte bleiben erhalten, und man kann jederzeit wieder darauf zurückgreifen. Wenn man das am Handy macht und sich dort registriert hat, hat man die ganze Information auch immer zur Hand. Die Basisversion ist kostenlos und reicht dafür vollkommen aus. So erhalten Sie nicht nur Ernährungsideen und konkrete durchführbare Ernährungspläne, sondern auch Einkaufslisten mit Budgetgrenzen und Bewegungs- oder Sportprogramme, alles ganz nach Ihren Vorgaben und Möglichkeiten. Sie können ChatGPT auch dazu nutzen, bei Übelkeit nach den besten Akupressurpunkten zu fragen oder sich eine Liste von Lebensmitteln mit der besten glykämischen Last oder dem glykämischen Index zu erstellen.

All das können Sie auch nutzen, wenn Sie die Spritze schon abgesetzt haben und eine gesunde kalorienbewusste Ernährung weiterführen wollen. Das spart Geld, sorgt für zusätzliche und laufende Motivation und hilft dadurch, Ihr Gewicht zu halten. Nutzen Sie dieses Tool bitte, es funktioniert hervorragend. Es kann Sie wirklich gut begleiten und Ihnen helfen.

✦ ✦ ✦

Herbert Hirschlers Abnehmreise

Monat Nummer Drei: So viel los …

Zwei Tage später ist die Geburtstagsfeier eines meiner besten Freunde. Mit einer langen Tafel voller Schmankerln aus der österreichischen Küche. Ich dachte, dass es wegen der Spritze nicht möglich sein würde, doch ich schaffe es, vier Mal zum Buffet zu gehen und alles durchzukosten. Aber es sind kleinere Portionen, als ich noch vor ein paar Monaten genommen hätte.

Mein Essverhalten ändert sich von Woche zu Woche. War ich früher mit meinen Büchern live im Fernsehen oder Radio, musste es danach unbedingt ein Belohnungs-Burger beim gelben M sein – nach der ganzen Aufregung.

Heute esse ich zur Belohnung einen Salat, meist aber fahre ich sofort nach Hause, weil ich sowieso keinen Hunger habe. Trotzdem zeigt mir die Waage zum ersten Mal seit Langem ein Kilo mehr als noch am Vortag. Ich habe es befürchtet – und die große Challenge kommt erst.

Ketose und ketogene Ernährung – was steckt dahinter?

Von der Ketose, diesem Abnehm- und Ernährungswunder, hört und liest man immer wieder. Ketose ist der Zustand, der durch fast absolute Abstinenz von Kohlehydraten entsteht, bei dem der Körper dann statt Zucker überwiegend Fett zur Energiegewinnung nutzt. Es bleibt dem Körper dann nichts anderes mehr übrig – er muss reagieren und lebt vom Körperfett. Dabei entstehen sogenannte Ketonkörper, die das Gehirn und andere Organe versorgen. Um in die Ketose zu gelangen, wird bei der ketogenen Ernährung die Zufuhr von Kohlehydraten sehr stark reduziert – meist auf unter 50 Gramm pro Tag. Stattdessen liegt der Fokus auf gesunden Fetten (zum Beispiel aus Avocados, Nüssen und Ölen) und viel Eiweiß.

Viele Menschen berichten in der Ketose von weniger Hungergefühl, mehr Energie und einer verbesserten Fettverbrennung. Allerdings ist die Keto-Diät nicht für jeden geeignet und nicht unumstritten – sie erfordert Disziplin, eine gute Planung und ärztliche Begleitung, besonders bei Vorerkrankungen. Man muss die Ketonkörper im Harn regelmäßig messen und darauf achten, dass der pH-Wert sich nicht zu stark ändert. Gegebenenfalls muss mit Basenpulver gegengesteuert werden.

Langfristig ist entscheidend, ob sich die Ernährungsform gut in den Alltag integrieren lässt – denn nachhaltiges Abnehmen funktioniert ja nicht durch Extremdiäten, sondern durch passende, gesunde, neue Gewohnheiten. Und da reicht ja eigentlich schon die reine Reduktion der einfachen Kohlehydrate.

+ + +

Herbert Hirschlers Abnehmreise

Monat Nummer Drei: Kreuzfahrt in den Norden

Zwölf Tage lang werden wir auf einem Kreuzfahrtschiff von Hamburg aus zum Nordkap und wieder retour schippern. Das bedeutet zwölf Tage lang opulentes Frühstückbuffet, ebensolches zu Mittag und als Draufgabe ein siebengängiges Abendessen. Dazu Cocktails, Whiskey, Bier, Wein, egal – alles inklusive.

Als wir zum letzten Mal eine derartige Reise gemacht haben, allerdings nur für acht Tage, kam mein Körper mit fünf Kilo zusätzlichem Gepäck nach Hause. Wie wird das werden mit meiner Spritzenkur?

Essenspausen von bis zu zwanzig Stunden, wie in den letzten Wochen zu Hause, kann ich auf dem Schiff knicken. Ein gutes Frühstück gehört für uns einfach zu einem schönen Urlaub dazu. Bei den Landausflügen geht es mittags auch mal ohne Mahlzeit, aber zurück am

Schiff ist die Versuchung oft zu groß, um nicht wenigstens einen Blick ins Bordrestaurant zu werfen. Und wer verzichtet schon freiwillig auf ein siebengängiges Abendmenü?

Also, ich mach es kurz: Ich weiß jetzt nicht, ob ich drauf stolz sein soll, aber ich bin der lebende Beweis, dass man auch mit einer Abnehmspritze in zwölf Tagen drei Kilo zunehmen kann. Ohne Probleme! Dabei ist es ziemlich einfach, immer wieder mal Gänge auszulassen, auch mal Fisch zu essen und zu Salaten zu greifen – alles Dinge, die mir früher nie eingefallen wären. Ich denke, hätte ich gegessen wie zu meinen „besten Zeiten", wären locker sechs bis sieben Kilo dazugekommen. Ohne Spritze …

Die perfekte Nahrungsverteilung

- 50 Prozent der Nahrung sollten aus Gemüse und Obst bestehen. Beide enthalten ja auch zusätzlich Kohlehydrate.
  - davon etwa ⅔ Gemüse und ⅓ Obst
  - liefert Ballaststoffe, Vitamine, Mineralstoffe und sekundäre Pflanzenstoffe
- 25 Prozent der Nahrung sollten aus komplexen Kohlehydraten oder Vollkornprodukten bestehen, beim Abnehmen aber gern auch weniger.
  - z. B. Vollkornnudeln, Naturreis, Quinoa, Hirse, Kartoffeln, Hülsenfrüchte
  - sorgen für langanhaltende Energie und stabile Blutzuckerwerte
- 25 Prozent der Nahrung sollten aus Eiweißquellen bestehen.
  - mageres Fleisch, gerne auch fettreicher Fisch, Eier, Hülsenfrüchte, Tofu, Tempeh, fettarme Milchprodukte
  - wichtig für Muskelerhalt beim Abnehmen und macht vor allem gut satt

- \+ 1 Portion gesunde Fette (ca. 1–2 Esslöffel)
  - vor allem Olivenöl, Rapsöl, Nüsse, Samen, Avocado
  - für Hormonbalance, Gehirn und Aufnahme fettlöslicher Vitamine
- Getränke: Wasser, Mineralwasser oder ungesüßter Tee, sehr gern grüner Tee wegen der Inhaltstoffe
  - keine Softdrinks, möglichst wenig Alkohol

Good to know | Nahrungsverteilung in Prozent

50 Prozent Gemüse/Obst

25 Prozent Vollkorn/gesunde Kohlehydrate

25 Prozent Eiweiß

gesunde Fette als Ergänzung (ca. 10–15 Prozent der Gesamtkalorien)

Der perfekte Teller sollte zur Hälfte aus Gemüse bestehen. So einfach wäre es. Die einfachen Kohlehydrate sollte man reduzieren oder weglassen, so weit es eben möglich ist. Wenn schon Kohlehydrate, dann sollten es komplexe Kohlehydrate mit niedrigem glykämischen Index sein wie eigentlich alle Arten von Gemüse, Vollkornprodukte, Quinoa, Hafer und Hülsenfrüchte. Wir vermeiden einfache und raffinierte Kohlehydrate wie Zucker, mehlhaltige Produkte wie Weißbrot, Süßigkeiten und Limonaden oder auch Alkohol, die Insulinspitzen hervorrufen.

Der Eiweißgehalt der Nahrung ist auch der Schlüssel für die Sättigung und für die Regulation des Appetits. Eiweiß hat nämlich einen größeren Sättigungsfaktor als Kohlehydrate oder Fett und reduziert so auch die Nahrungsaufnahme in der nachfolgenden Mahlzeit. Studien zur Energieregulation bei Gewichtsabnahme zeigten, dass durch den Austausch von Kohlehydraten durch Proteine die tägliche Energieaufnahme um bis zu 400 Kalorien zurückging. Und das quasi von allein – das muss also unser Ziel werden, in Kombination mit unverdaulichen Fasern, den Ballaststoffen.

Diese Ballaststoffe, die in Gemüse und Obst enthalten sind, sind für den menschlichen Körper ebenfalls extrem wichtig. Gut sind etwa Chiasamen, Leinsamen, jedes Gemüse wie Spinat, Kohl, Kraut, Zucchini oder Brokkoli und alle Arten von Beeren.

Zur gesunden Ernährung gehört auch eine Handvoll (!) Obst pro Tag, maximal zwei – und nicht mehr, wegen der Fruktose, die leider auch wieder ein böser Zucker ist, gerade wenn man abnehmen will. Bei 25 bis 30 Gramm Ballaststoffen am Tag ist die Inzidenz von Darmkrebs, Diabetes und Herzkreislauferkrankungen um 15 bis 30 Prozent geringer als bei einem Konsum von weniger als 15 Gramm. 40 Gramm Ballaststoffaufnahme täglich reduziert das Risiko für Diabetes melitus Typ 2 um 50 Prozent.

Das sind beeindruckende Zahlen, die vor allem zeigen, was die richtige Ernährung alles für unsere Gesundheit bewirken kann. Allerdings: 40 Gramm Ballaststoffe klingt wenig, ist aber eine Menge. Gemüse enthält etwa 1 bis 3 Gramm Ballaststoffe pro 100 Gramm, man müsste also täglich gut 1 bis 1,5 Kilo Gemüse essen. Oder gezielt mehr an Nüssen, Hülsenfrüchten und Flohsamen. Eine ballaststoffreiche Ernährung beugt also relevanten Volkskrankheiten vor, steigert die lange anhaltende Sättigung, macht den Darm gesund und hilft eindrucksvoll und nachhaltig beim erfolgreichen Abnehmen.

✦ ✦ ✦

Herbert Hirschlers Abnehmreise

Monat Nummer Drei: Super! Aber …

Natürlich gehe ich zum Hausarzt meines Vertrauens, der mir seit Jahren predigt, mein Gewicht zu reduzieren. „Immer dasselbe, fällt Ihnen nix anderes ein?“, habe ich dann meist erwidert. Er nahm es mit Humor. Aber natürlich wusste ich, dass er recht hatte.

Jetzt hab ich endlich weniger Kilos, und er ist immer noch nicht hundertprozentig überzeugt. Er meint, dass es für den Körper perfekt sei, für die Gelenke, für den Blutdruck, aber dass ich bei der Spritze unbedingt auf etwaige Nebenwirkungen achten soll, wie die Entzündung der Bauchspeicheldrüse, Gallensteine oder Dehydrierung.

Genau deswegen bin ich bei diesem Arzt: Weil ich das Gefühl habe, dass er „ganzheitlich" denkt und nicht einfach bloß Symptome behandelt. Am Ende verschreibt er mir ein schwächeres Blutdruckmittel, und ich soll in den nächsten Wochen genau beobachten, wie es mir damit geht. Beim Rausgehen meint er noch: „Super Sache! Es ist unglaublich, wie gut Sie ausschauen!" Vielen Dank!

Was soll und darf ich überhaupt essen?

Wenn wir abnehmen und gesund sein wollen, ernähren wir uns kohlehydratreduziert, proteinreich und damit insulinfreundlich und orientieren uns am glykämischen Index. Eine diesbezügliche Liste kann man sich einfach aus dem Internet besorgen und sie dann auch unbedingt bei der Essensplanung und beim Einkauf anwenden.

Es gilt als gesunde Ernährung, wenn man täglich zehn unterschiedliche Gemüse- und Obstarten zu sich nimmt, und in der Woche sollte man 30 davon konsumieren. Das klingt nach sehr viel, aber ist in der Umsetzung nicht unmöglich: Mit Zwiebel, Knoblauch, Apfel und Tomate haben wir zum Beispiel schon vier von zehn. Und es bedeutet nicht, dass man Unmengen dieser zehn Lebensmittel am Tag zu sich nehmen muss, sondern es geht nur um die Anzahl, deren Menge auch klein sein darf. Dazu geht man am besten einmal in der Woche einkaufen und kauft sich viele verschiedene Arten von Gemüse in kleiner Menge, die man dann täglich neu mischt. Wenn das Essen farbenfroh ist, haben wir die sekundären Pflanzenstoffe, die uns gesund machen und den Darm glücklich!

Alle Arten von Gemüse und Hülsenfrüchte sind reich an Ballaststoffen und Nährstoffen, fördern so das Sättigungsgefühl und unterstützen nachhaltig die Verdauung und vor allem das Mikrobiom des Darmes.

Probieren Sie dazu einfach Produkte und Gerichte aus der Mittelmeerküche aus – es wird Ihnen gefallen.

Obst liefert in Maßen, in purer Form maximal zweimal täglich genossen, wichtige Vitamine, viele Ballaststoffe und auch Mineralstoffe. Alle Arten von Beeren sind ein gesundheitlicher Geheimtipp. Bitte machen Sie aber keine Smoothies aus püriertem Obst oder Gemüse, denn allein die dazu benötigte Menge führt zu einer massiven Insulinausschüttung. Wenn Obst und Gemüse, dann immer nur in einer kompakten Form.

Vollkornprodukte enthalten komplexe Kohlehydrate, die den Blutzuckerspiegel am besten stabil halten, im Gegensatz zu Auszugsmehl aus Weizen und Gluten wie in Weizenbrot, Gebäck und Nudeln. Schon, wenn man Weizen gegen Roggen tauscht, ist man auf einem deutlich besseren gesundheitlichen Weg. Man kann dann auch verfeinertes Roggenbrot kaufen, das zusätzlich Nüsse, Saaten und Samen enthält, was sich wiederum positiv auf den Zuckeranstieg auswirkt.

Reis sollte unbedingt ungeschält sein, und wir sollten diesen Reis nicht mehr als Beilage betrachten, sondern als wertvolles Lebensmittel, welches imstande ist, in einer Pfanne unsere zehn Gemüsearten pro Tag aufzunehmen. Und siehe da, auf einmal schmeckt dann auch der ungeschälte, aber gut gewürzte Reis als Träger des Gemüses. Dazu noch ein Stück Fisch oder Geflügel, gleich mitgedünstet in der Pfanne, und ich verspreche Ihnen, dass Sie satt und auch glücklich sein werden. So einfach und schnell kann gesundes Kochen sein.

✦ ✦ ✦

Herbert Hirschlers Abnehmreise

Resümee Monat Drei

Es funktioniert also tatsächlich, man kann mit etwas gutem Willen auch trotz der Spritze über seinen Hunger essen. DDr. Jahl hat mir von Patienten erzählt, die sich den Pen holen würden, aber essenstechnisch einfach auf Durchzug schalten und weitermachen wie bisher. „Bei mir hilft nicht mal die Spritze!", habe er schon öfter gehört.

Ich sehe die Spritze als Hilfsmittel, um mein Ziel zu erreichen. Ähnlich einem E-Bike, das auch „normalen" Radfahrern ermöglicht, Distanzen zurückzulegen, die man ohne diesen zusätzlichen Antrieb niemals geschafft hätte. Und wenn man will, kann man sich auch mit einem E-Bike so richtig auspowern. Bei der Spritze ist es genauso, finde ich.

Sie ist eine großartige Hilfe, aber man muss auch selbst einiges dazu beitragen, damit man am Ende Erfolg hat.

Mir hat die Spritze insofern geholfen, dass ich schon nach kurzer Zeit den gesamten Zusatzspeck vom Schiff wieder los bin und sogar ein Kilo weniger wiege als vor vier Wochen.

Resistente Stärke kann vom Körper nicht so schnell zerlegt werden und ist deshalb deutlich besser für unseren Zuckerspiegel. Aber nicht nur das, sondern diese Art der Stärke ist auch imstande, tiefer in den Darm vorzudringen, und füttert dadurch genau jene Bakterien, die wirklich gut und wichtig für uns sind. Und auf den Erhalt dieser Bakterien müssen wir achten.

Nüsse, egal welche, in Maßen sind ebenfalls sehr gesund – aber leider auch sehr kalorienreich. Mehr als täglich eine Handvoll sollte es deshalb nicht sein.

Bezüglich der Proteine sollten 1,6 bis 2 Gramm pro Kilogramm Körpergewicht unser Ziel sein. Geflügel, Tofu, Quark, Skyr, griechischer Joghurt, Hüttenkäse oder auch fetthaltiger Seefisch wie Lachs, Thunfisch, Makrele und Sardine liefern essenzielle Aminosäuren und unterstützen den Muskelaufbau. Und Proteine machen auch rascher satt und glücklich. Bohnen, Erbsen, Kichererbsen und Linsen in allen Zubereitungsarten bitte nicht vergessen. Bei Einschränkung der Nierenfunktion muss allerdings mit Proteinen individuell dosiert werden!

Dazu gibt es täglich einen schönen Drink aus Wasser und ungesüßtem Proteinpulver oder Kollagenpulver – gern mit Kreatin. Milch kommt als Wasserersatz nicht infrage, denn 250 Milliliter enthalten etwa 12 Gramm Zucker, nur halb so viel wie dieselbe Menge Cola. Milch ist ein Lebensmittel und kein Getränk.

Pflanzliche Öle und gesunde Fette gehören ebenfalls zu einer gesunden Ernährung, am besten Olivenöl oder Leinöl. Sonnenblumenöl, Rapsöl und Maiskeimöl sind dagegen nicht so gesund, wie uns jahrzehntelang gesagt wurde. Butter und Schmalz sind – in Maßen! – zum Braten bei hoher Temperatur sogar gesünder als diese klassischen Öle. Wie immer gilt auch hier: Die Dosis macht das Gift.

Schließlich gefällt uns auch alles, was Essig beinhaltet, am besten, wenn es mit Salat oder geschnittenem Gemüse kombiniert wird, aber auch mit Oliven, eventuell Thunfisch, fettarmem Käse, Huhn oder Garnelen, gekochten Eiern, Schnittlauch und Feta zum Garnieren. Scharf würzen – das schmeckt und macht echt gesund satt. Fermentierte Lebensmittel wie Sauerkraut, Essiggurkerl und Kefir sollten ebenfalls immer vorrätig sein.

✦ ✦ ✦

Herbert Hirschlers Abnehmreise

Monat Nummer Vier: Mehr Stoff

DDr. Jahl lacht übers ganze Gesicht, als ich ihm von meinen Exzessen erzähle: „So gesehen war das ja gar nicht mal so schlecht im letzten Monat, oder?“

Eigentlich hat er recht. Aber statt den zehn abgenommenen Kilos im ersten Monat diesmal nur ein Kilo weniger ist halt schon ein ganz schöner Unterschied. Es gab aber, wenn ich so zurückdenke, im ersten Monat keine großen „Ablenkungen“, keine Geburtstagsfeiern und auch keine Traumschiffreisen. Und bestimmt haben alle, die in meinen Gewichtsdimensionen losstarten, zu Beginn die größten Erfolge vorzuweisen. Jetzt bin ich ja schon richtig ausgemergelt, mit fünfzehn Kilogramm weniger, da wird es von Monat zu Monat schwieriger.

„Jetzt erhöhen wir mal die Dosis auf 1,0 mg, dann schauen wir nächstes Monat weiter."

Ein Gefühl für Kalorien und das Abnehmen entwickeln

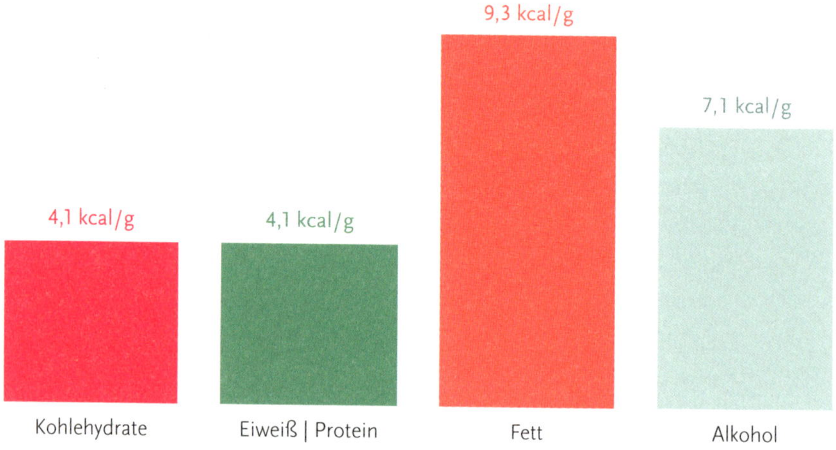

Abb II: Wie viele Kalorien haben Lebensmittel?

Fett ist am kalorienreichsten, deshalb sollte man damit beim Abnehmen immer sparsam sein. Wer Fett einsparen will, kann beim Braten das Öl mit einem Silikonpinsel oder einer Pumpsprayflasche in der Pfanne verteilen, so verwenden Sie automatisch deutlich weniger. Oder greifen Sie zu einer beschichteten Pfanne, die generell wenig Fett benötigt. So reduzieren Sie sehr viele unnötige Fettkalorien und das Essen schmeckt weiterhin gut. Zur Orientierung: Ein Esslöffel Öl hat circa 10 Gramm Fett, was rund 90 Kalorien entspricht; ein Teelöffel Öl hat etwa 30 Kalorien.

Kohlehydrate und Proteine sind in punkto Kaloriengehalt ident, aber Proteine haben eine Reihe von Vorteilen (siehe Seite 125). Und Alkohol hat erstaunlich viele Kalorien – das sollte man immer bedenken, weil das wirklich leere Kalorien sind, die auch überhaupt nicht satt machen.

Auch Schokolade enthält eine Menge Kalorien, hier gibt es allerdings riesige Unterschiede. Prinzipiell darf man Schokolade nicht verteufeln, weil es eigentlich ein echt wertvolles Genussmittel ist. Ja, wir sollten Schokolade nicht mehr als Lebensmittel betrachten, sondern sie nur mehr in kleinen Mengen zum Genuss essen, weil da nichts dagegen spricht. Schokolade enthält Serotonin, das an sich ein äußerst wertvolles Hormon und ein Neurotransmitter ist und uns auch allgemein sehr guttut, was auch der Grund ist, warum viele Schokolade so lieben. Sie enthält zudem wertvolle Adaptogene, die unserem emotionalen Gleichgewicht helfen, und auch unser Darm liebt Schokolade. All das gilt aber nur, wenn die Schokolade mindestens 80 Prozent Kakaoanteil und dadurch dann deutlich weniger Zucker enthält. Dann spricht nichts gegen Schokolade in Maßen. Milchschokolade mit 30 bis 40 Prozent Kakaoanteil liefert viermal so viel Zucker wie Bitterschokolade. Dunkle Schokolade hat dadurch nur eine glykämische Last von 6 bis 8, während Milchschokolade 20 bis 22 hat. 100 Gramm Schokolade haben sortenabhängig 500 bis 600 Kilokalorien. Dieselbe Menge an Kalorien haben auch 20 Salatgurken, 3,5 Kilo Erdbeeren, 3 Kilo Tomaten, 700 Gramm gekochte Erdäpfel, 2 Kilo Brokkoli, 24 Karotten und 6 Hühnereier.

+ + +

Herbert Hirschlers Abnehmreise

Monat Nummer Vier: Auszeit mit der Family

Wir schenken uns zu Weihnachten keine materiellen Dinge mehr, sondern nur mehr Zeit. Moni und ich fahren immer gemeinsam mit unseren Kindern irgendwohin, wo es schön ist und wir noch nicht waren. Die Zeitplanung ist eine ziemliche Challenge, Christoph ist mit seiner Melly sehr oft als *Okidoki*-Moderationsteam im Kinderfernsehen im Einsatz, zusätzlich haben sie mit ihrer Event-Firma alle Hände voll zu tun. Und Sandra fliegt als Flugbegleiterin um die Welt. Aber wir haben es doch geschafft, uns für ein verlängertes Wochenende freizuschaufeln und gemeinsam nach Oslo zu fliegen.

Wunderschöne Stadt! Aber eigentlich gefällt es uns überall, wo wir gemeinsam als Familie sein können. Wir genießen das Frühstück im Appartement, das Mittagessen am Hafen und das Abendessen in der Stadt. Jeden Tag marschieren wir an die fünfzehn Kilometer, das ist bestimmt der Grund, dass ich mit nur einem Kilo mehr nach Hause komme.

Das Beispiel von der Kartoffel

200 g Salzkartoffeln	140 kcal
200 g Kartoffenpüree	250 kcal
200 g Bratkartoffeln	300 kcal
200 g Kroketten	500 kacl
200 g Pommes frites	600 kacl
200 g Kartoffelchips	1100 kacl

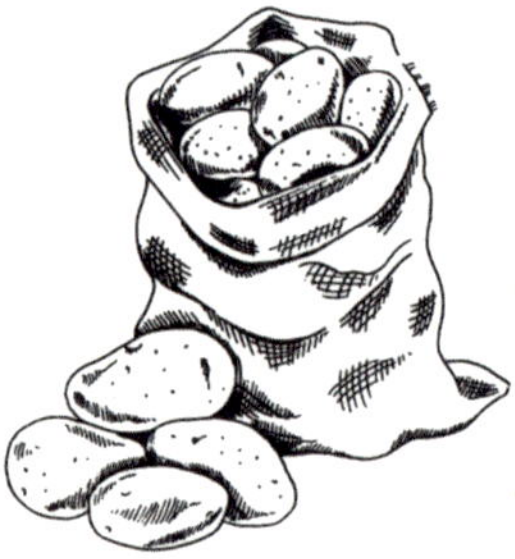

Abb. III: Bei Kartoffeln (oder Erdäpfeln) zeigt sich besonders eindrücklich, wie die unterschiedliche Zubereitung die Kalorienanzahl verändert.

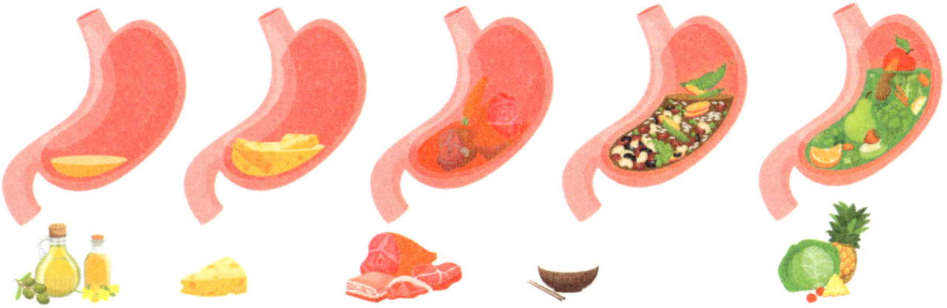

Abb. IV: So sehen 500 Kalorien im Magen aus. Die Sättigung kommt nicht von den aufgenommen Kalorien, sondern vom Füllungszustand des Magens.

Die Menge der konsumierten Lebensmittel ist natürlich ebenfalls entscheidend: 400 Gramm Salat und 20 Gramm Weißbrot haben beide jeweils 50 Kalorien. Während 20 Gramm Weißbrot aber sehr wenig sind, wird man von 400 Gramm Salat ganz sicher satt. Ob man damit allein aber auch glücklich ist, das ist eine andere Frage. Deshalb müssen wir lernen, mit Kohlehydraten, Fetten, Eiweiß und Ballaststoffen so optimal zu spielen, das eine auch befriedigende Sättigung erreicht wird. Denn wir brauchen unsere täglichen Kalorien, weil es große Systeme im menschlichen Körper gibt, die täglich und pausenlos Energie in Form von Kalorien haben wollen: Metabolisch „teure" Organe wie Leber, Gehirn, Herz und Nieren verbrauchen in etwa 50 bis 65 Prozent des Grundumsatzes so nebenbei. Unsere Muskeln und die Wärmeproduktion benötigen bis zu 500 Kalorien – in sitzender Tätigkeit ohne Bewegung.

Deswegen bringen Crash-Diäten und absolute Nahrungskarenz auf Dauer wirklich nur Nachteile. Wir müssen täglich neue Energie über die Nahrung aufnehmen – nur halt einfach weniger und ein bisschen anders!

Ein Kilogramm Körperfett besteht aus circa 7000 Kilokalorien an gespeicherter Energie und hat ein Volumen von etwa 800 bis 1000 Millilitern. Davon sind circa 100 bis 300 Gramm Wasser, abhängig von Konstitution, Stoffwechsel und Trinkverhalten. Der Rest sind überwiegend gespeicherte Triglyceride in den Fettzellen. Wenn das Fettgewebe nur aus denen bestehen würde, wäre der Energiegehalt bei fast 9000 Kalorien. Für den Körper und den Stoffwechsel wäre es am besten, pro Tag in etwa 500 Kalorien einzusparen. Das ergibt in sieben Tagen dann 3500 Kalorien, die man verliert, und das ist genau ein halbes Kilo Fettgewebe – der Gewichtsverlust pro Woche sollte etwa 0,5 Kilo betragen, im Monat also zwei Kilo. Das ist den meisten doch etwas ungeduldigen Menschen in der heutigen gestressten Zeit aber leider definitiv zu wenig, obwohl es das beste, gesündeste und nachhaltigste Abnehmen darstellen würde. Als Kompromiss ist ein tägliches Defizit von 1000 Kalorien erlaubt, mehr sollten es aber tatsächlich nicht sein! Das ergibt genau ein Kilo Fettverlust pro Woche, also in etwa vier Kilo Gewichtsreduktion in einem Monat.

Das Defizit sollte aber nicht nur daraus bestehen, dass man täglich 1000 Kalorien an Essen einspart, sondern auch Bewegung und Sport verursachen ein Kaloriendefizit, welches natürlich zusätzlich im Gesamten berücksichtigt werden sollte, und deshalb geht es darum, mit etwas moderater Bewegung und natürlich weniger Essen auf diese 1000 Kalorien Defizit zu kommen.

Die berühmten täglichen 10.000 Schritte entsprechen rund sieben Kilometern Gehstrecke in der Ebene und verbrauchen in einer gemütlichen Zeit von 80 bis 100 Minuten in etwa 400 Kalorien. 2500 Schritte ergeben also circa 100 Kalorien auf 1750 Metern – und man braucht dafür nur 20 bis 25 Minuten, abhängig vom körperlichen und orthopädischen Zustand. Und genau diese 100 oder besser 200 Kalorien zusätzlicher Energieverbrauch sind sehr wichtig und eigentlich im Alltag fast für jeden absolut anwendbar und machbar. Wir erhalten damit die Rumpfmuskulatur, und das ist sehr wichtig, zusätzlich werden neue Insulinrezeptoren gebildet, die uns beim Senken des Insulins helfen.

Crash-Diäten schädigen also wirklich nur den Körper und unser eingebautes Kalorien-Thermostat, das bei so einer Bedrohung durch ein massives andauerndes Kaloriendefizit als katabole Bedrohung einfach den Stoffwechsel brutal und schonungslos herunterdreht, was weiteres Abnehmen dann irgendwann fast unmöglich macht und die Muskulatur, Knochen, Haut und Haare wirklich schädigt, was für die weitere Zukunft wiederum ein Problem darstellen wird. Halten Sie sich also auch gedanklich bitte an dieses tägliche Defizit von 500, maximal 1000 Kalorien – das ist in punkto Nachhaltigkeit am besten, um nicht den bekannten Jo-Jo-Effekt erleben zu müssen, der sonst kommen wird wie das Amen im Gebet. Und behalten Sie bitte auch realistische Erwartungen zum Thema Gewichtsverlust in Kilogramm pro Monat wie beschrieben.

\+ + +

Herbert Hirschlers Abnehmreise

Monat Nummer Vier: Weg mit dem Rüssel!

Vor einigen Jahren wurde bei mir Schlafapnoe festgestellt, das heißt, dass meine Atmung in der Nacht öfter mal bis zu vierzig Sekunden aussetzt. Meine Moni hat mich dazu gedrängt, dass ich mich mal in einem Schlaflabor untersuchen lasse. Sie hat jede Nacht hautnah mitbekommen, wie ich neben ihr herumgrunze, plötzlich den Atem anhalte und nach ewig langer Zeit wieder verzweifelt nach Luft schnappe. Für mich war das eine Alterserscheinung, das Gewicht hat da bestimmt keinen Einfluss, dachte ich.

Vor zwei Jahren hat man mir nach einer schlaflosen Nacht im Labor eine Schlafmaske mit Rüssel verpasst, mit der ich aussehe, als sei ich einer *Star-Wars*-Episode entsprungen – „Luke, ich bin dein Vater!" Was ich alles versucht habe, um mich mit dem Ding anzufreunden –

es hat einfach nicht geklappt. Die ersten drei Stunden einer Nacht war es meist kein Problem, aber auch da ging mir der Schlauch, der zum Luftaustauscher führt, gehörig auf den Wecker. Aber das war alles nichts dagegen, wenn ich mal wach wurde. An ein Weiterschlafen war unmöglich zu denken, ich bekam keine Luft, alles war trocken im Mund-Rachen-Raum, und nicht nur einmal habe ich den Rüssel irgendwann entnervt auf den Boden geschleudert. Ich kenne einige Leute, die damit bestens zurechtkommen – ich hab es nicht geschafft. Es waren Schlafberater in meinem Haus, wir haben verschiedene Masken ausprobiert, aber nichts hat geholfen. Daher hat vor ein paar Monaten der Arzt im Schlaflabor entschieden, dass wir er es bis zur nächsten Kontrolle mal ohne Maske probieren, weil es ja eh keinen Sinn hat.

Seit zwei Monaten hört mich meine Moni nicht mehr beim Schlafen. Manchmal, sagt sie mir, lässt sie im Halbschlaf einfach ihre Hand auf meine Seite fallen und wartet auf eine Reaktion – damit sie weiß, dass ich noch lebe. Da ist kein Grunzen, kein Schnarchen, kein Nach-Luft-Schnappen – nichts. Und jetzt bin ich wieder im Schlaflabor und warte auf den Befund des Oberarztes. Die Nacht war nicht wirklich erholsam, mit den vielen Kabeln am ganzen Körper. Bei jeder Bewegung habe ich befürchtet, dass die gesamte Elektronik, an die ich angeschlossen war, umkippt und auf den Boden donnert. Man hat meine Geräusche aufgenommen, ich wurde die ganze Nacht gefilmt und mittels Sensoren mein gesamtes Schlafverhalten analysiert. „Herr Hirschler, was haben Sie gemacht? Nein – ich sehe es ja, was da los ist. Gratulation! Schlafapnoe entsteht meistens, wenn sich die Atemwege im Schlaf verengen oder kurzzeitig verschließen, zum Beispiel durch erschlaffte Rachenmuskeln oder Übergewicht. Bei Ihnen war eindeutig das Gewicht der Auslöser. Ein paar kurze Aussetzer sind noch da, aber die hat jeder. Kommen Sie wieder, wenn sich Ihr Gewicht drastisch nach oben verändert. Aber ich hoffe, wir sehen uns nicht mehr. Alles Gute!"

Yes!!!!

Eine neue Lektion lernen: Wie sich echter Hunger anfühlt

Echter Hunger baut sich langsam auf. Er beginnt im Körper, nicht im Kopf. Die Signale sind zuerst ruhig: leichte Leere im Bauch, mehr Aufmerksamkeit auf Essen, aber anfangs noch kein Druck. Appetit oder der Drang zu emotionalem Essen dagegen kommen schnell und richten sich auf etwas ganz Bestimmtes: „Ich brauche jetzt etwas Süßes" oder „Ich will etwas Knuspriges oder Salziges". Die Gründe sind Stress, Langeweile, Emotionen oder Reize wie Geruch, Sicht und Gewohnheit. Stresshunger fühlt sich oft drängender und stärker an – er will eine sofortige Lösung. Es ist kein Bauchsignal, sondern innere Unruhe.

Um den Unterschied festzustellen, hilft es, vor jeder Mahlzeit kurz zu prüfen, ob der Bauch wirklich leer ist und ob Hunger auf etwas Neutrales wie ein gekochtes Ei besteht oder doch auf etwas Konkretes. Denn dann ist es meistens nur ein Appetit oder „Gusto". Trinken Sie Wasser oder nehmen Sie Bittertropfen, und warten Sie fünf Minuten. Wenn das Gefühl bleibt, dann ist es wirklich Hunger – essen Sie etwas! Wenn das Gefühl weggeht, war es kein Hunger. Wichtig ist: Der Körper bestimmt die Mahlzeit, nicht unsere Stimmung oder Umgebung.

✦ ✦ ✦

Herbert Hirschlers Abnehmreise

Monat Nummer Vier: Sommer, Grillen, Hochzeitsfeier …

Das Leben schließt nahtlos dort an, wo es im letzten Monat aufgehört hat. Heute eine Grillerei, morgen eine Geburtstagsfeier und am Wochenende die Hochzeit meines Neffen auf einer Berghütte. Beim Aufstieg merke ich, wie gut fünfzehn Kilo weniger tun. Zumindest die erste Stunde, aber dann zieht sich der Weg doch wie ein Strudelteig, und ich bin heilfroh, als ich das Ziel erreiche. Jetzt ein Bier – so war es früher immer. Auch wenn ich auf meinen Jakobswegen das Tagespensum erledigt hatte, war stets ein Belohnungsbierchen angesagt.

Während der Wanderung war Alkohol für mich tabu, denn der macht mich müde und träge. Aber wenn der Tag vorbei war, dann konnten es ruhig auch mal zwei oder drei Bierchen sein.

Aber heute habe ich überhaupt keine Lust drauf. Ich nehme mir einen gespritzten Apfelsaft, wechsle später zum Sommerspritzer, und es geht mir überhaupt nichts ab. Die Hochzeitsfeier ist wunderschön, das Essen ist großartig, und die Nacht wird lang. Ich bin sicher, dass ich morgen wieder ein, zwei Kilo mehr habe, aber das ist es mir wert.

Das Vier-Monate-Phänomen

Nach drei oder spätestens nach vier Monaten klagen manche Personen, die in den Wochen davor wirklich gut abgenommen haben, oft über Stagnation bei der Gewichtsabnahme. Stagnation kann durch eine ganz normale Stoffwechseländerung tatsächlich vorkommen, legt sich aber bei weiterhin konsequentem Verhalten wieder. In der Mehrheit der Fälle aber werden die Patienten nach einiger Zeit unbewusst nachlässig und experimentieren dann ein wenig mit der Spritze und deren Wirkung, oft mit einer deutlichen Änderung des Essverhaltens. Ein absolut menschlich normales Verhalten an sich – bisher ist alles so gut gegangen, deshalb wird wieder mehr gegessen und getrunken, man gönnt sich doch ein paar Kleinigkeiten, auf die jetzt ein paar Monate bewusst verzichtet wurde, und schaut, was passiert. Stellen die Patienten dann fest, dass sie es vertragen, was nach drei oder vier Monaten Gewöhnung an den Wirkstoff oft so ist, dann bleiben sie unbewusst auf diesem „schlampigeren" Niveau und wundern sich dann, dass das Abnehmen nicht mehr so gut funktioniert.

Als Reaktion wollen manche Patienten dann beharrlich eine höhere Dosis oder das Präparat wechseln, weil sie meinen, das bisherige Medikament wirke bei ihnen nicht mehr. Und dann muss ihr Arzt genau dagegen ankämpfen, denn eine Dosiserhöhung ist oft einfach nicht sinnvoll, und es ist absolut nicht das Ziel der Behandlung, jedes Hungergefühlt komplett „wegzuspritzen“.

Ein bisschen Kampf und Auseinandersetzung mit den Themen Hunger, Essen, Empfinden und Verlangen sollte sein. In vielen Fällen macht eine Dosiserhöhung außerdem keinen Sinn, weil nur eine begrenzte Anzahl an verschiedenen Dosen zur Verfügung steht – irgendwann ist dann nämlich die Höchstdosis und damit das Ende der Fahnenstange erreicht, was die weitere Therapie wirklich erschwert. Und für die Zeit nach der Spritze ist die volle Reduktion auf null Hunger auch nicht optimal. Sie sehen: Nicht das Medikament, sondern das menschliche Verhalten ist die Ursache dieses Vier-Monate-Phänomens.

✦ ✦ ✦

Herbert Hirschlers Abnehmreise

Resümee Monat Vier

Das absolute Highlight in diesem Monat war natürlich, dass ich den Schlafrüssel endlich losgeworden bin. Und meine Moni wieder ruhig schlafen kann, weil sie keinen Terrorschnarcher mehr neben sich liegen hat. Ich habe weiterhin keine Nebenwirkungen und habe auch die vielen Feiern in diesem Monat gut überstanden. Sie kosten zwar immer wieder ein paar Kilos, aber die sind dann in den nächsten Tagen wieder herunten. Ich marschiere immer öfter zu Fuß in die Firma, das sind hin und retour an die acht Kilometer, und ich genieße diese Zeit für mich am Morgen und beim Heimgehen am Abend. Die Gedanken werden frei, und spätestens, wenn ich zu Hause bin, ist der stressige Büroalltag vergessen.

Die Waage zeigt hundertsechzehn Kilo. Ich habe in diesem Monat wieder nur ganze zwei Kilo verloren. Aber ich bin mir absolut sicher, dass ich ohne die Spritze fünf Kilo mehr hätte, bei den vielen kulinarischen und trinktechnischen Ablenkungen in diesem Monat.

Die weitere Behandlung

Mittlerweile sind vier Monate vorbei, und Sie haben auch das Vier-Monate-Phänomen überstanden. Wenn Sie jetzt noch dabei sind, dann sagt uns das, dass Sie bisher gut abgenommen haben, dass es Ihnen gut geht und dass Sie zufrieden sind. Ihre Motivation ist ungebrochen, weil Sie vielleicht schon 8 bis 16 Kilo – oder auch deutlich mehr – an Gewicht verloren haben. Denn abhängig von der ursprünglichen Motivation und dem individuellen Durchhaltevermögen sind Gewichtsabnahmen in der Höhe von zwei bis vier Kilogramm pro Monat möglich. Die allermeisten Patienten wollen zwischen 12 und 25 Kilo abnehmen, was dann demnach eine Behandlungszeit von etwa sechs Monaten erfordert. Manchmal geht es etwas schneller, manchmal dauert es etwas länger. Aber da es wirklich sehr wenige Non- und wenige Slow-Responder gibt, ist die Behandlung bei den meisten nach sechs Monaten absolut erfolgreich beendet. Es gibt kaum Behandlungen, die über ein Jahr Behandlungszeit hinausgehen. Unsere diesbezügliche Nummer 1 halbierte ihr Gewicht in fast genau einem Jahr von 110 auf 55 Kilogramm. Und diese 55 Kilo hält sie jetzt seit bereits fünf Monaten erfolgreich, allerdings noch immer mit einem *Low-Low-Dosing* von 0,5 mg Mounjaro, in diesem Fall allerdings zweimal wöchentlich als *Split-Dosing*, was auch eine mögliche individuelle Behandlungsart am Ende darstellt.

Für manche Patienten mag nach vier Monaten bereits das Ende der Behandlung abzusehen sein, dann kann im Rahmen der Betreuung bereits das Thema Beendigung angesprochen werden.

Aber wenn Sie sich vorgenommen haben, noch mehr Gewicht zu verlieren, dann ist Ihre Abnehmreise noch nicht beendet. Sie fühlen sich höchstwahrscheinlich sehr wohl, haben gelernt, auf alle Signale Ihres Körpers zu achten, und kennen sich sicher bereits sehr gut mit dem Thema erfolgreiches Abnehmen mit der Abnehmspritze aus. Sie haben ihre Ernährung erfolgreich geändert und haben sich – das wäre zumindest empfehlenswert – bereits einen Termin für eine Blutabnahme bei Ihrer Betreuung ausgemacht, um gewisse Blutwerte wie das Insulin kontrollieren zu lassen, was frühestens nach vier, besser nach sechs Monaten Sinn macht. Dies dient eigentlich nur der weiteren Motivation, denn Sie wissen und spüren, dass Sie deutlich gesünder sind als vor vier Monaten. Sie haben sich bereits neue Kleidung gekauft. Wahrscheinlich haben Sie auch einige Mikronährstoffe oder auch, falls es notwendig war, eine kleine hormonelle Unterstützung erhalten und bemerkt, dass die Ihnen auch sehr gutgetan haben. Sie fühlen sich voller positiver Energie und können sich gar nicht mehr erinnern, wann Sie sich im Leben das letzte Mal so gut gefühlt haben. Natürlich hat das auch damit zu tun, dass Sie sich Ihr persönliches Bewegungsprogramm erstellt und es in Ihren Alltag integriert haben. Die neue unglaubliche Leichtigkeit des Seins, so könnte man das Ganze sehr gut zusammenfassen. Das ganze Leben ist einfach harmonischer geworden, sowohl im Beruf als auch im Privatleben.

✦ ✦ ✦

Herbert Hirschlers Abnehmreise

Monat Nummer Fünf: Gewichts-Audienz beim Doppeldoktor

Beim monatlichen Kontrolltermin kann ich DDr. Jahl noch immer nichts von irgendwelchen Nebenwirkungen berichten. Bis auf die Tatsache, dass ich manchmal vier Tage lang keinen Stuhlgang habe und es dann etwas schwerer geht, um alles zu verlieren. Pfuh, hab ich das schön ausgedrückt! Mein Doppeldoktor meint, das sei ganz normal, dafür hätte man länger das Gefühl, einen vollen Magen zu haben.

„Wie schaut's aus mit dem Tanzkurs?“, fragt er mich zum Abschluss.

„Noch sechs Kilo …“

„Die schaffen wir!“, gibt er sich optimistisch.

„Sagen Sie das bloß nicht meiner Moni!“, antworte ich lächelnd.

Für die nächsten vier Wochen bleiben wir bei der Dosis von 1,0 mg.

Sie haben in den vergangenen Monaten viel über sich, Ihren Körper, seine Funktionsweisen und auch über Ihre – zum Teil unbewusste – Reaktion darauf gelernt. Viele dieser neuen Erfahrungen werden Sie auch weit über Ihre Abnehmreise hinaus nützen können. Eine davon ist die Fragetechnik *HALT*. Dabei geht es um vier Zustände, die uns manchmal verunsichern können, wie Sie in den vergangenen vier Monaten ganz bestimmt erlebt haben: Das H steht dabei für *hungry*, also hungrig, das A für *angry*, also wütend, das L für *lonely*, also einsam, und das T für *tired*, also müde. Wer kurz davor steht, beim Essen in alte Muster zurückzufallen, kann sich HALT fragen: Bin ich jetzt tatsächlich hungrig? Habe ich zu wenig gegessen oder fehlen mir wichtige Nährstoffe und mein Körper will mir etwas sagen? Bin ich wütend oder auch frustriert? Ist irgendetwas passiert, das mich echt berührt hat? Fühle ich mich einsam? Gehen mir gewisse Menschen ab? Habe ich mit jemandem gestritten? Bin ich müde oder erschöpft?

All diese vier Faktoren können auf tiefe Bedürfnisse hinweisen, die uns „hungrig" auf etwas machen, das aber nichts mit Essen zu tun hat. Dieses Gefühl erscheint uns dann wie echter Hunger. Das zu erkennen ist wichtig und sollte im Rahmen der Betreuung auch angesprochen werden. Eine kleine Atemübung, 20 Kniebeugen, ein kurzer Spaziergang oder eine heiße Dusche können in solchen Situationen helfen, genauso wie Bittertropfen oder eine Tasse Tee. All das und mehr steht Ihnen zur Verfügung, um die HALT-Problematik in den Griff zu kriegen.

Nun zählt nur noch das Wunschgewicht, und das wollen Sie jetzt einfach erreichen. Die Weichen für ein gesundes Leben haben Sie bereits gestellt; Ihre Einstellung zum Leben und zur Ernährung passent; Sie wissen, worauf es ankommt und in Zukunft ankommen wird.

+ + +

Herbert Hirschlers Abnehmreise

Monat Nummer Fünf: Hilfe, ich brenne …

Gestern Nachmittag war Kindergeburtstag angesagt, der kleine Lauser meines Neffen wurde drei Jahre alt. Ich hatte, wie fast jeden Tag, das Frühstück ausgelassen und auch mittags nichts gegessen. Ich wundere mich immer noch, wie leicht mir das fällt. Bei der Feier gab es selbst gemachte Burger mit Hühnerfleisch, Zwiebel und Ketchup. Nach eineinhalb Laiberl hatte ich genug. Aber – ich habe einen zweiten Magen für Nachspeisen. Immer noch! Weil es zwei verschiedene Torten gab, schaufelte ich mir beide rein, und beim Heimfahren war ich so richtig überdrübersatt. Und ja, vielleicht war das nach fünf Monaten die erste spürbare Nebenwirkung für mich – mir war auch ein bisserl übel. Aber nur ganz leicht …

Heute wache ich auf, und mein gesamter Oberkörper steht in Flammen. Es brennt vom Magen hinauf durch die Speiseröhre bis zu den Mandeln. Natürlich frage ich gleich mal Dr. Google, der zeigt mir von Herzinfarkt abwärts lauter Dinge, die ich gar nicht zu Ende lesen möchte. Was mich etwas beruhigt, ist die Tatsache, dass ich keine Schmerzen im linken Arm habe, was sehr oft ein Anzeichen eines Infarktes sein kann. Es könnte natürlich ein simpler Reflux sein. Ich kenne Sodbrennen eigentlich nur in sehr abgeschwächter Form, wenn ich mich mit meinen Geschwistern in der Wachau durch sämtliche Weißweine der Region gekostet habe. Aber das heute ist ein Flächenbrand, der sich immer weiter ausbreitet.

Um neun Uhr habe ich den ersten Termin im Büro. Vorher fahre ich schnell bei meinem Hausarzt vorbei, vielleicht hat der ein Wundermittel gegen die Schmerzen. Aber mein Dottore geht auf Nummer sicher. Er ist zwar auch der Meinung, dass es ein Reflux ist, wahrscheinlich ausgelöst durch die beiden Torten am späten Abend gestern, aber er möchte das unbedingt abgeklärt haben – im Krankenhaus. Nein! Da kann ich meinen Termin knicken, und alle anderen heute Vormittag ebenfalls. Er beharrt aber drauf, denn nur dort gäbe es die Möglichkeit, mit Blutabnahme, EKG und anderen Untersuchungen einen Herzinfarkt auszuschließen. Ich darf nicht mal selbst ins Spital fahren, er ruft die Rettung. Echt jetzt?

Ich habe lange überlegt, ob ich das überhaupt schreiben soll, aber dieses Buch soll ein ehrlicher Bericht über meinen Weg mit der Spritze werden. Und da soll nichts beschönigt werden. Und um es kurz zu machen: In all den Untersuchungen ist nichts rausgekommen, was auf ein Problem mit dem Herzen schließen lassen würde. Zwei Infusionen haben das Feuer in der Speiseröhre fast vollständig gelöscht, und nach vier Stunden werde ich mit der Diagnose „Sodbrennen" entlassen. Pfuh. Sodbrennen – muss ich jetzt ein schlechtes Gewissen haben, weil ich mit so einer Lappalie im Krankenhaus war? Mein Hausarzt meinte, dass er schon Patienten mit ähnlichen Symptomen gehabt habe, bei denen die Abklärung im Krankenhaus nicht so positiv ausgegangen sei wie bei mir. Ich solle mir also keine Gedanken machen, sondern froh darüber sein, dass es kein Infarkt war.

Bewegung als Schlüssel zum Erfolg

Bewegung ist wichtig, nein, *sehr* wichtig, da müssen wir nicht diskutieren. Bewegung produziert einerseits neue Insulinrezeptoren, was beim Abnehmen hilft. Aber Bewegung benötigt vor allem die Funktion der Muskulatur, die damit gefordert wird, Energie verbraucht und vermehrt durchblutet wird. Je stärker die Muskulatur wird, desto mehr Energie benötigt sie auch in Ruhe. So wird der Grundumsatz auf Dauer erhöht, vor allem, wenn die Muskulatur an Masse zunimmt. Sport ist also während und nach der Abnehmreise unverzichtbar, am besten eine Kombination aus Kardio- und unbedingt auch Kraftsport. Wer das schon vor der Behandlung gemacht hat, sollte es beibehalten oder auch gern optimieren. Aber nicht jedem Patienten ist das möglich oder zumutbar. Und da müssen machbare Lösungen her. Regelmäßige Spaziergänge, allein, mit Bekannten, Freunden oder dem Hund, sind ein guter Anfang. Radfahren, Schwimmen und auch Tanzen, was übrigens auch allein zu Hause geht, sind ebenfalls hervorragend geeignet. Auch Pilates oder Yoga machen Spaß, bringen viel und schaffen auch Entspannung. Wichtig ist jedenfalls die Summe aller Bewegungen im Alltag, und die lässt sich mit minimalem Aufwand erhöhen. Deshalb sollte man öfter zu Fuß gehen, statt mit dem Auto zu fahren. In der Stadt könnte man etwa eine Straßenbahnstation vor dem Ziel aussteigen, um den Rest zu Fuß zu gehen, oder statt dem Aufzug lieber die Treppen benutzen.

Aber man darf nicht vergessen, dass auch weniger offensichtliche Tätigkeiten spürbar den Energieverbrauch erhöhen können. Man spricht hier von *NEAT*, für *non-exercise activity thermogenesis.* Gemeint sind Tätigkeiten, die zwar keine Übungen oder Training sind, aber trotzdem zum Kalorienverbrauch beitragen. Gartenarbeit verbraucht zum Beispiel zwischen 250 und 350 Kalorien pro Stunde, Staubsaugen circa 250, Kochen und in der Küche werkeln 150 bis 200 und Fensterputzen circa 250 bis 300 Kalorien pro Stunde. Und genau auf diese zusätzlichen Kalorien kommt es beim Abnehmen auch an.

✦ ✦ ✦

Herbert Hirschlers Abnehmreise

Monat Nummer Fünf: Börthday-Party

Hundertzwanzig – nicht Kilo, sondern Jahre. Meine Frau und ich feiern Geburtstag. Genau zwischen unseren beiden Sechzigern, Moni hat ihn im April, ich im November. In diesem halben Jahr muss sie sich fast täglich anhören, dass sie zwei Jahre älter ist als ich, denn sie wird schon einundsechzig, und ich bin noch jugendliche neunundfünfzig. Aber das wollte ich gar nicht erzählen, sondern, dass die Party einfach der Hammer war. Fünfundsechzig Gäste – Familie, Freunde zwischen zwei und fünfundachtzig – waren gut drauf und haben mit uns gefeiert. Und das Buffett war einfach großartig – ich habe es, ähm, vier Mal aufgesucht, um mir gesunde Sachen wie Schweinsbraten und Surschnitzel zu holen. Auch mal ein Stück Gemüsestrudel, aber ein kleines.

Seit Spritzenbeginn esse ich bestimmt nur mehr die Hälfte meiner früheren Mengen. Weil ich einfach wenig Appetit habe und auch nicht permanent an das Essen denke. Aber wenn's passt, dann passt's. Vielleicht bin ich tatsächlich eine Ausnahme, denn anscheinend können meine dafür verantwortlichen Gehirnregionen die Spritze bei Bedarf völlig ausblenden.

Apropos nächster Tag, zu einem hundertzwanzigsten Geburtstag bekommt man von echten Freunden auch mal einen Geschenkkorb mit goldenem Hundertzwanziger am Henkel. Was heißt einen, es waren ein paar. Mit den Mengen an Manner-Schnitten, Milka-Tafeln und Mon-Chérie-Boxen aus diesem Überraschungs-Inferno könnten wir das ganze Land süßigkeitstechnisch versorgen.

Aber obwohl ich gestern das Buffett geplündert habe, ist heute wieder die „neue Normalität" eingekehrt. Ich verspüre überhaupt keine Lust auf Schnitten, Schokolade oder den Inhalt der Bonbonieren, die vor mir stehen. Ob das ganz allein an der Spritze liegt? Ich hoffe natürlich, dass sich dieses neue Bewusstsein in meinem Körper schon so breitgemacht hat, dass ich es auch nach meiner Abnehm-Challenge beibehalten kann.

Wenn Sie die Möglichkeit haben, ein Fitnesscenter zu besuchen, dann zögern Sie nicht, und machen Sie das. Wenigstens zweimal in der Woche etwas Krafttraining für den Ober- und Unterkörper, gerade die Beinmuskulatur hat ein großes Volumen, und es bringt sehr viel, wenn sie beansprucht wird. Das wird gern vernachlässigt. In jedem

Fitnesscenter gibt es betreuende Personen, die mit Ihnen anhand ihres persönlichen Ziels das passende Training in einer optimalen Abfolge entwickeln. Nach einer gewissen Zeit können die Erfolge überprüft und die Belastung an das neue Muskelvermögen angepasst werden. Wichtig ist, dass der Spaß immer noch im Vordergrund steht. Und im Fitnesscenter können Sie dann auch noch den absoluten Abnehm-Hack anwenden: Steigern Sie am Laufband die Steigung allmählich, von null Grad beginnend auf 12 Grad. Sie müssen dabei nicht gleich laufen, gehen in flotterem Tempo reicht völlig: Die Geschwindigkeit sollte sich bei Anfängern bei etwa 3,5 km/h befinden, und dann können Sie testen, was sie vertragen. Die endgültige Zielgeschwindigkeit bei voller Steigung kann dann bei bis zu 5,6 km/h liegen, aber alles zwischen 3,5 und 6 km/h ist perfekt. Mit 12 Grad Steigung gehen Sie dann insgesamt 30 Minuten gemütlich bergauf, hören Sie dabei gern Musik, oder schauen sie sich ein Video an. Der Kalorienverbrauch wird bis zu 200 bis 250 Kalorien pro 30 Minuten betragen, was die hohe Effektivität unterstreicht. Auch hier, wie beim Krafttraining, werden Sie in kurzer Zeit große Fortschritte machen, was die Belastung betrifft, und genau diese persönliche Verbesserung in kurzer Zeit wird Sie zusätzlich motivieren.

Wenn Sie dann einmal beginnen können, langsam zu laufen, dann machen Sie das zunächst im Intervall: Sie starten einige Minuten mit Gehen zum Aufwärmen, am Laufband oder im Freien, und dann laufen Sie eine Minute mit der Geschwindigkeit, die Sie schaffen. Darauf folgt eine Minute gehen und so weiter. Das trainieren Sie anfangs für insgesamt 20 Minuten mit potenziellen Steigerungen in Gesamtzeit und Geschwindigkeit. Auch hier ist die mögliche Verbesserung enorm, Sie werden sehen. Der Mensch ist in der Lage, mit körperlichen Herausforderungen zu wachsen und sich zu verbessern.

Und: Vergessen Sie anfangs das Bauchmuskeltraining, solange sie noch Fettgewebe am Bauch haben. Das kann zwar mittrainiert werden, allerdings werden Sie diese Muskeln kaum zu sehen bekommen.

Durch ein Bauchtraining kann es nämlich sogar sein, dass der Bauchumfang anfangs wächst, was die Motivation deutlich reduziert. Fett kann nämlich nicht in Muskulatur umgewandelt werden. Das heißt: Zuerst muss das Fett weg, dann können Sie den Bauch trainieren.

+ + +

Herbert Hirschlers Abnehmreise

Resümee Monat Fünf

So, jetzt kann ich endlich mal berichten, dass auch ich eine echte Nebenwirkung der Spritze kennenlernen durfte. Die Reflux-Attacke mit meinem Abstecher ins Krankenhaus war nicht ohne, aber letztendlich harmlos. Zum Glück waren es wohl nur die beiden Tortenstücke am Abend davor, es hätte viel schlimmer ausgehen können. Sodbrennen wird übrigens als eine häufige Nebenwirkung der Spritze beschrieben. Ich hatte so etwas mein ganzes Leben lang nur ganz selten, und wenn, dann ziemlich abgeschwächt. Jetzt allerdings in der Premiumvariante, mit allem, was dazugehört.

Ansonsten esse ich jetzt meistens nur mehr mittags, ich mache also nach wie vor über zwanzig Stunden Pause zwischen den Mahlzeiten. Am Abend habe ich meist keinen Hunger, und auch in der Früh genügen mir ein bis zwei Häferl Kaffee. An Wochenenden allerdings gehört das Frühstück mit meiner Moni dazu. Früher hab ich da zwei bis drei Semmeln gegessen, heute genügt mir ein Brot oder ein Weckerl mit magerer Wurst oder Topfenaufstrich. Dazu ein weiches Ei und viel Gemüse in Form von Paprika oder Radieschen.

Die Waage zeigt hundertzwölf Kilo. Vier Kilo weniger in diesem Monat. Ich hoffe, dass das meine Frau nicht mitbekommt, der Tanzkurs ist nur mehr zwei Kilo entfernt.

Stress und Schlaf – die unterschätzten Hindernisse beim Abnehmen

Viele Menschen achten während der Therapie mit der Abnehmspritze wirklich streng auf ihre Ernährung und bemühen sich zusätzlich, mehr Bewegung in den Alltag zu integrieren – und trotzdem bleiben die Erfolge beim Abnehmen manchmal aus. Ein oft übersehener Grund liegt in zwei Faktoren, die eng miteinander verbunden sind: Stress und Schlafmangel. Beide können den Körper so stark beeinflussen, dass das Abnehmen deutlich schwerer oder sogar unmöglich wird.

Wenn wir unter Stress stehen, schüttet der Körper vermehrt das Hormon Cortisol aus. Dieses Stresshormon hat aus evolutionärer Sicht eine klare Aufgabe: Es sollte uns in Zeiten von Gefahr oder Nahrungsmangel rasch und genug Energie zur Verfügung stellen. Cortisol sorgt dafür, dass Zucker schneller ins Blut freigesetzt wird – damit wir sofort handlungsfähig sind. Gleichzeitig wird die Fettverbrennung gebremst und die Fettspeicherung im Bauchraum gefördert. Für unsere Vorfahren war das überlebenswichtig. Heutzutage können wir aber bei beruflichem Stress dem Chef nicht mehr davonrennen oder bei Streit mit dem Nachbarn keinen Kampf am Gartenzaun veranstalten. Aber genau diese Reaktionen würden unser Cortisol runterregulieren, die Stressreaktion lindern und uns beruhigen. In der heutigen Zeit stehen wir deshalb auch physisch unter latentem Dauerstress, der nicht mehr effektiv abgebaut werden kann und weiter aktiv im Körper hormonell gegen uns arbeitet. Cortisol wird dadurch leider zum perfekten Abnehm-Blocker.

Denn Dauerstress führt nicht nur zu mehr Heißhunger auf schnelle Energie in Form von Zucker und Fett, sondern auch zu einer Verschiebung der gesamten Stoffwechsellage in Richtung „Speichern statt Verbrennen“. Stress ist jedoch gut messbar, sowohl hormonell als auch über die Herzratenvariabilität, und das sollte am Beginn der Behandlung mit einer Abnehmspritze unbedingt erfolgen, um bereits gleichzeitig mit einer Therapie beginnen zu können.

Noch gravierender wird die Situation nämlich, wenn Stress mit Schlafmangel zusammenkommt. Schon eine einzige kurze Nacht reicht aus, um den Hormonhaushalt messbar zu verändern. Das Hungerhormon Ghrelin steigt an, während das Sättigungshormon Leptin sinkt. Das Gleichgewicht zwischen Serotonin und Melatonin wird gestört. Die Folge: Der Appetit wächst, man isst mehr, fühlt sich aber trotzdem weniger satt. Gleichzeitig sinkt die Bereitschaft, sich zu bewegen, weil der Körper Energie sparen will. Chronischer Schlafmangel erhöht so das Risiko für Übergewicht, Insulinresistenz und Diabetes erheblich. Besonders merkbar ist das bei Personen, die im Wechseldienst auch in der Nacht arbeiten müssen, zum Beispiel im Schichtdienst in der Krankenpflege.

Therapeutisch gibt es hier mehrere Ansatzpunkte. An erster Stelle steht die Schlafhygiene: regelmäßige Schlafenszeiten, ein kühles, dunkles Schlafzimmer, der Verzicht auf Bildschirmlicht, da Blaulicht am Abend die Melatoninausschüttung behindert, und natürlich auf schweres Essen, vor allem am Abend. Entspannungsrituale wie Lesen, Meditation, Yoga, Pilates oder Atemübungen können zusätzlich helfen, die Schlafqualität deutlich zu verbessern. Parallel dazu ist ein gezieltes Stressmanagement entscheidend. Methoden wie Achtsamkeitstraining, Atemtraining, Spaziergänge in der Natur oder auch kurze Pausen im Alltag können den Cortisolspiegel spürbar senken. Für manche Patienten lohnt sich auch die professionelle Unterstützung durch Psychotherapie oder Coaching, um chronischen Stress besser zu bewältigen. Der Patient muss es einfach einmal erkennen, das Erkannte zulassen und registrieren, um dann aktiv dagegen anzugehen. Nicht vergessen sollte man dabei, dass auch das Abnehmen Stress verursachen kann, gerade deshalb ist hier Unterstützung so wichtig und wirksam. Auch ein Vagustraining kann hilfreich sein, das den Nervus Vagus als Teil des vegetativen Nervensystems in seiner Funktion elektrisch über einen Sensor stimuliert und stärkt und damit entspannend und beruhigend wirkt – als Beispiel sei hier das Gerät Nurosym genannt.

Good to know | Stress und Schlaf optimieren

Ohne ausreichend Schlaf und ein funktionierendes Stressmanagement laufen die besten Ernährungs- und Trainingspläne ins Leere. Neben bewährten Maßnahmen wie Schlafhygiene, Entspannung und Bewegung können auch Adaptogene eine wertvolle Ergänzung sein, um Körper und Geist wieder ins Gleichgewicht zu bringen – und damit den Weg zu nachhaltigem Gewichtsverlust zu erleichtern.

✦ ✦ ✦

Herbert Hirschlers Abnehmreise

Monat Nummer Sechs: Jungbrunnen

„Wenn ich kurz etwas anmerken darf: Sie sehen komplett anders aus. Viel jünger, viel aktiver!"

Vielen Dank, Herr Doktor! Ja, es ist unglaublich, wenn ich vor fünf Monaten aufgenommene Fotos mit aktuellen Bildern vergleiche, kenne ich mich fast selbst nicht mehr. Beinahe fünfundzwanzig Kilo weniger, und ich habe überhaupt keine Probleme. Okay, bis auf mein Reflux-Fiasko. DDr. Jahl hört aufmerksam zu, vor allem die Sache mit dem Sodbrennen scheint ihn wirklich zu interessieren. Das komme zwar öfter vor, aber in dieser Heftigkeit habe es ihm noch kein Patient berichtet. Doch es könne natürlich passieren, dass der Magen mit dem süßen Tortenzeugs seine Probleme habe, aber an und für sich sei das zum Glück nichts Gefährliches.

Dieses Monat erhöhen wir die Dosis auf 1,7 mg. Beim nächsten Mal können wir dann entscheiden, ob wir das Ganze damit beenden, oder ob wir noch ein Monat mit der Höchstdosis von 2,4 mg anschließen – all in, quasi.

Adaptogene – natürliche Helfer im Stressmanagement

Eine weitere interessante Unterstützung bieten sogenannte Adaptogene. Dabei handelt es sich um pflanzliche Substanzen, die den Körper widerstandsfähiger gegen Stress machen und das hormonelle Gleichgewicht stabilisieren und adaptieren können. Sie wirken regulierend, das heißt: Sie senken übermäßige Stressreaktionen, ohne den Organismus zu stark zu dämpfen. Auszugsweise hier ein paar Adaptogene, die sich sehr bewährt haben:

- Ashwagandha wirkt beruhigend, kann Cortisol effektiv senken und die Schlafqualität verbessern.
- Rhodiola rosea (Rosenwurz) steigert die Stressresistenz und fördert die geistige sowie körperliche Leistungsfähigkeit, ohne aufzuwühlen.
- Heilpilze wie Reishi oder Cordyceps können das Immunsystem stabilisieren und unterstützen den Körper bei Erholung und Regeneration und helfen dem Mikrobiom.
- Ginseng wirkt ausgleichend und kann bei Erschöpfung und Stress die Energie steigern.

Integriert in ein ganzheitliches Konzept können Adaptogene helfen, die negativen Effekte von Stress auf Stoffwechsel, Schlaf und Appetit zu mildern – und so den Erfolg beim Abnehmen zusätzlich zu sichern.

✦ ✦ ✦

Herbert Hirschlers Abnehmreise

Monat Nummer Sechs: Auffi muass i …

So, für die Abschlussetappe meiner Abnehmreise gehe ich aufs Ganze, da packe ich sogar mein Geheimrezept aus. Das eigentlich gar nicht so geheim ist, denn dass ich gerne wandere, habe ich ja schon das eine oder andere Mal erwähnt. Ich hoffe nur, ich finde Zeit dafür. Im

Büro ist ganz schön was los, mein Krimi schreibt sich nicht von allein, ein paar Songs sollte ich auch abliefern – aber irgendwie wird es schon klappen.

Am Wochenende habe ich also mein Training gestartet und wollte auf meinen Hausberg wandern. Aber als ich nach einer halben Stunde kurz mal stehen bleibe, wird mir schwarz vor Augen, und ich wuchte mich auf den Waldboden. Nach ein paar Sekunden ist es auch schon wieder vorbei, aber ich drehe um und marschiere ins Tal.

Zwei Tage später passiert mir in der Firma dasselbe. Nach dem Mittagessen schmeißt mich der Kreislauf kurz nieder.

„Na, was ist denn mit dir los?“ Eine Kollegin macht sich Sorgen.

„Ah, das hab ich öfter in letzter Zeit. Ich glaube, ich muss meine Blutdruckpulverl wieder neu einstellen lassen. Aber das geht gleich vorbei ...“

„Meinst du? Und wenn du plötzlich zusammenklappst und gar nimmer aufstehst?“, fragt ein Kollege.

„Schauts halt, dass ihr nicht auf mich draufsteigt ...“

„Können wir die Tabletten nicht ganz weglassen?“, frage ich meinen Hausarzt am Montag danach. Ich erzähle ihm von meinem Bergerlebnis und beichte ihm auch, dass ich jetzt drei Tage lang die Medikamente nicht genommen habe. Das gefällt meinem Dottore aber gar nicht. Und auch, als ich ihm sage, dass ich gestern ohne Probleme auf meinen Hausberg gekommen bin und mir seit Absetzen der Tabletten kein einziges Mal mehr schwarz vor Augen geworden ist, schaut er mich skeptisch an. Dann kontrolliert er meinen Blutdruck – 115 zu 75.

„Ja, der ist sehr schön, aber ich würde die Medikamente trotzdem nicht absetzen. Wir können sie nochmals anpassen, ich verschreibe Ihnen ein ganz leichtes, und dann schauen wir mal, was passiert.“

Na geh – ich hätte die so gerne weg. Aber ich vertraue meinem Hausarzt schon seit Jahrzehnten, also werde ich jetzt diese neuen

Tabletten schlucken, die nur mehr eine einzige Komponente zum Senken des Blutdrucks haben. Vor fünf Monaten waren noch drei notwendig, um den Druck auf wenigstens 135 zu 95 zu halten. Was fünfundzwanzig Kilo weniger alles ausmachen ...

✦ ✦ ✦

Herbert Hirschlers Abnehmreise

Monat Nummer Sechs: Apothekengespräche

„Was haben Sie denn gemacht? Oh, Entschuldigung, aber darf ich fragen, warum Sie so viel abgenommen haben?" Die Dame hinter der Theke schaut mich verwundert an.

„Natürlich dürfen Sie fragen. Sieht man das so stark?"

„Ja, das sieht man! Ich hoffe, Sie sind nicht krank? Oh, das wäre blöd. Eh nicht? Oder?"

Na bravo! Die Apotheke ist voll mit Leuten, und alle schauen auf mich und warten auf eine Antwort.

Ich lasse sie noch etwas darben – ungewollt: „Soll ich ehrlich sein?"

„Ja, unbedingt!", meint die Dame in Weiß, die mit einer gut geformten Figur gesegnet ist, und ich habe das Gefühl, als ob grad alle in der Apotheke den Atem anhalten.

Na gut, dann lass ich es halt raus: „Mit der Spritze!"

Absolute Stille im Publikum.

Die Apothekerin fängt sich als Erste: „Wenn man mir versprechen würde, dass ich dann keinen Gusto mehr auf Schokolade habe, dann würde ich das auch sofort probieren!"

Ihre Augen werden immer größer, als ich ihr erzähle, dass ich von einem Tag auf den anderen keine Schokolade mehr angegriffen habe. Und anderes Naschzeug auch nicht.

Das Ende der Behandlung

„Wie soll das nach der Spritze weitergehen? Wird das anscheinend unabwendbare Zunehmen bei mir auch so passieren, wie es im Internet steht und wie die Leute dort laufend berichten?“ – Das sind Sorgen, die fast alle Patienten haben, wenn das Ende der Behandlungszeit näher rückt. Und das, obwohl sie sich eigentlich gerade stark fühlen, der kommenden Zeit gegenüber eher positiv eingestellt sind und den Ehrgeiz haben, das neue Gewicht zu halten und weiterhin Herr über das eigene Verhalten und die neue, gesunde Einstellung zu sein. Aber wie geht man das nun am besten an?

Primär muss im Rahmen der Betreuung im gemeinsamen Gespräch zunächst geklärt werden, wann genau der Zeitpunkt erreicht ist, die Behandlung zu beenden. Hier empfehle ich immer eine abschließende Körperzusammensetzungsanalyse, um die neuen Körperparameter festzustellen und sie mit der Ausgangsmessung zu vergleichen. Denn es motiviert die meisten Patienten sehr, wenn sie den Erfolg ihrer Bemühungen schwarz auf weiß sehen, und diesen Erfolg wollen sie sich nicht mehr nehmen lassen. Diese Kampfeslust ist wichtig, um das Ganze erfolgreich zu beenden.

Und dafür gibt es eigentlich nur eine einzige sinnvolle Möglichkeit: Man schleicht die Behandlung über wenigstens acht bis besser zwölf Wochen aus. Manchmal auch noch länger, abhängig vom prozentuellen Gewichtsverlust, der erreicht wurde, von der psychischen Stabilität und vom Selbstbewusstsein des Patienten. Die Entscheidung wird jedenfalls gemeinsam getroffen, und dann wird der Weg fixiert. Sie werden daraufhin von Ihrer Betreuung einen Plan erhalten, der erklärt, wie viele Klicks pro Woche gemacht werden müssen, um absteigend zu dosieren, also die Dosis in kleinen Schritten wöchentlich zu reduzieren. Damit kann man das Hirn etwas überlisten, und es wird kein kalter Entzug.

Nach vier bis sechs Wochen tauschen sich Patient und Arzt dann erneut über das neue Befinden, das langsam wiederkehrende Hungergefühl und die weiteren Schritte aus. Dass der Hunger zurückkommt, ist noch nicht das Problem, es geht nur um die Stärke des Hungergefühls und ob sich das Essverhalten mit ein wenig Kampf im Hintergrund doch relativ gut kontrollieren lässt. Deshalb wird nun entschieden, ob in dieser Phase eventuell ein Coaching von Vorteil wäre, weil gerade in einer Gruppentherapie mit anderen Patienten, die sich in derselben Situation befinden, große Erfolge erzielt werden können. Das muss natürlich nicht sein und ist auch vom Wesen des Patienten abhängig, aber in manchen Fällen kann das unterstützend äußerst wirksam und hilfreich sein.

✦ ✦ ✦

Herbert Hirschlers Abnehmreise

Resümee Monat Sechs

Jetzt ist es passiert, aber das schreibe ich nur ganz leise, damit es meine Frau nicht hört: hundertneun Kilo – und ein paar zerquetschte hinter dem Komma. Aber nur ganz kurz, nach einer Zehn-Kilometer-Wanderung, am nächsten Tag zeigte die Waage schon wieder hundertzehn an. Aber ich fürchte, nach der Ausschleich-Phase, die der Doppeldoktor für die nächsten beiden Monate geplant hat, werde ich das Tanzkursniveau endgültig erreicht haben.

Ganz sicher bin ich mir nicht, ob ich das gut finden soll. Wenn meine Frau darauf besteht, hab ich immer noch meinen Orthopäden als Joker. Dem habe ich von meiner Abnehm-Challenge erzählt, und auch vom drohenden Tanzkurs. Er hatte sofort eine Lösung parat: „Das geht gar nicht mit ihren kaputten Knien, diese Drehbewegungen sind die Hölle. Wenn Sie wollen, schreibe ich Ihnen eine Entschuldigung."

Viele, eigentlich fast alle Patienten kommen, auch wegen des neu gewonnenen Selbstbewusstseins und des dadurch unterstützten neuen Verhaltens und der neuen Einstellung zum Essen, in der Regel ganz gut mit dem Ausschleichen zurecht. Eventuell kann man die Psyche mit gewissen Nahrungsergänzungsmitteln noch etwas unterstützen, aber auch das wird individuell festgelegt.

Das bedeutet nicht, dass die „Zeit danach" nicht auch Hürden birgt: Sicher gibt es nun manchmal wieder Phasen von Hungergefühl oder auch spontaner Sehnsucht nach bestimmten Nahrungsmitteln, also *Food-Noise.* Aber anhand der HALT-Selbstreflexion (siehe Seite 152) sind die meisten ganz gut in der Lage, sich solchen neuen Herausforderungen zu stellen. Man will sich ja auch selbst beweisen, dass man mittlerweile stärker geworden ist. Und dann entscheidet man nur noch, ob die ursprünglich vereinbarte Ausschleichzeit von acht bis zwölf Wochen ausreicht, um gänzlich auf null zu kommen, oder ob man für einige weitere Wochen oder auch Monate auf einer ganz geringen *Low-Dose* bleiben sollte. Diese *Low-Dose* liegt bei Wegovy zum Beispiel bei sehr niedrigen 0,1 Milligramm.

Die Patienten lernen dann allmählich, sich in ihrem neuen Leben wieder gut zurechtzufinden, und entwickeln auch kleine persönliche Strategien, wie sie mit all den Herausforderungen umgehen können. Man muss sich bei manchen Patienten auch einfach bewusst Zeit lassen, um zu sehen, wann die Zeit reif ist, ganz auf null zu gehen. Das ist ein dynamischer Prozess, und es ist keine Einbahnstraße: Die Patienten wissen ja und sind erleichtert, dass sie sich jederzeit wieder melden können und dass dann allfällig notwendige Hilfe vorhanden ist.

Das bedeutet: Die Behauptung, man müsse die Abnehmspritze, einmal begonnen, „ewig nehmen", stimmt nicht. Bei manchen Menschen kann aber eine längere *Low-Dose*-Behandlung sicher Sinn machen. Ich vergleiche das immer mit einem hohen Blutdruck und der zugehörigen Therapie: Irgendwann ist der Blutdruck perfekt eingestellt und niemand würde auf die Idee kommen, gerade dann die Medikamente abzusetzen, oder? Adipositas ist wie der erhöhte Blutdruck als chronische Erkrankung definiert, und deshalb kann man es sicher nicht als Fehler oder Versagen bezeichnen, wenn eine kleine unterstützende Therapie einfach weiterläuft, um das erneute Aufflackern der Adipositas zu verhindern. *Low-Dose*-Behandlungen sind finanziell nicht sehr belastend und werden in Zukunft noch an Bedeutung gewinnen.

Eine andere Variante wäre eine On/Off-Behandlung, bei der man nach einigen Monaten Pause, oder auch regelmäßig einmal im Jahr, wieder in etwa zwei Monate in Behandlung geht, was sich als sehr hilfreich erwiesen hat. Aber letztlich entscheidet natürlich ganz allein die weitere Kalorienaufnahme nach dem Absetzen über ein erneutes Zunehmen. Und die hat der Patient selbst in der Hand.

✦ ✦ ✦

Herbert Hirschlers Abnehmreise

Monat Nummer Sieben: Einmal geht's noch …

Gemeinsam beschließen wir, dass ich die Spritzenkur noch ein letztes Monat fortsetze. Damit der Tanzkurs endgültig gesichert ist. Oh, wie ich mich darauf freue …

Danach wird das Medikament über acht Wochen „ausgeschlichen", das heißt langsam und sukzessive abgesetzt.

Der Pen ist mit 2,4 mg befüllt. Mehr geht nicht! Eigentlich bin ich schon sehr zufrieden mit dem, was ich bisher erreicht habe, aber wie heißt es so schön: Einmal geht's noch …

Was passiert beim Absetzen?

Woche 1:

Der Appetit beginnt leicht zurückzukehren. Die Magenentleerung wird wieder schneller und Mahlzeiten sättigen weniger und kürzer. *Wichtig:* Essenszeiten und Protein jetzt unbedingt unverändert lassen!

Woche 2–4:

Der Hunger wird unregelmäßig. Manche Tage sind ruhig, manche Tage stark. Das Gehirn testet alte Automatismen. Fünf-Minuten-Pausen vor jeder Mahlzeit, viel trinken und kein Snacken sind hier die wichtigsten Hebel.

Woche 5–8:

Der Körper versucht noch immer, sein altes Gewichtsniveau zu verteidigen. Das Gewicht kann nun leicht schwanken. Jetzt sind Bewegung in nüchternem Zustand, der Verzicht auf abendliche Kohlehydrate und konsequent hohe Proteinzufuhr absolut entscheidend.

Woche 9–12:

Essen wird endlich wieder „verhandelbar". Hier und genau jetzt entscheidet sich, ob das neue Ernährungsmuster und Verhalten stabil bleibt. Hunger- und Sättigungssignale müssen zwar bewusst wahrgenommen, aber die Portionsgrößen sollen nicht automatisch erhöht werden.

Ziel:

Die Essensstruktur muss über zwölf Wochen gleich bleiben, obwohl das Hungersignal zurückkehrt. Das, gepaart mit Geduld und Zuversicht, verhindert den Rückfall. Nach etwa zwölf Wochen hat man dann gegen den Körper „gewonnen", aber so lange dauert es einfach, bis die Stabilisierung, auch des neuen Grundumsatzes, eingetreten ist.

✦ ✦ ✦

Herbert Hirschlers Abnehmreise

Monat Nummer Sieben: Na endlich …

Zuerst ist alles wie immer. Ich merke keinen Unterschied mit der höheren Dosierung. Nicht beim Spritzen, nicht beim Hungergefühl und auch nicht bei der Menge, die ich in mich reinschaufeln kann. Denke ich. Aber dann gehen meine Moni und ich mit der Schwiegermama zum Griechen essen – Meze! Das sind, ähnlich den Tapas in Spanien, kleine Portionen mit Spezialitäten aus der griechischen Küche – Vorspeisen, Fisch, Fleisch und zum Abschluss noch etwas Süßes. Wir bestellen nur zwei Portionen für uns drei, aber trotzdem ist der ganze Tisch voll mit kleinen Tellerchen und Schüsseln, und es kommt permanent Nachschub. Und alles schmeckt so großartig, dass ich einfach nicht aufhören kann. Selbst dann, als meine beiden Tischdamen schon längst w. o. gegeben haben, mache ich fröhlich weiter, und zum Schluss tunke ich noch mit dem verbliebenen Weißbrot das restliche Olivenöl auf und lass es mir schmecken.

„Zum Glück kann ich trotz der Spritze essen, so viel ich will!“, erkläre ich meiner Schwiegermama, die mich erstaunt anschaut. „Da haben manche Patienten große Probleme, hat mein Arzt gesagt, aber ich bin irgendwie anders …“

„Ich hab mich schon gewundert, dass du das alles wegbringst.“

„Irgendjemand muss es ja tun, damit wir morgen wieder schönes Wetter haben. Ich möchte nicht schuld dran sein, wenn es regnet“, lache ich sie an. Und dann muss ich ihr doch noch etwas erklären: „Aber das war’s dann auch schon für heute, das nächste Mal werde ich höchstwahrscheinlich erst morgen Mittag wieder was zu mir nehmen.“

„Das hältst du aus?“

„Ohne Probleme!“

Ich glaube, ich habe vorhin den Mund doch etwas zu voll genommen. Also nicht nur essenstechnisch. Von wegen, ich bin *anders*. Ich weiß nicht, woran es liegt – ist es die Tagesverfassung oder die Maximaldosierung der Spritze? –, auf jeden Fall beginnt während der Heimfahrt mein Magen zu rebellieren. Der Schweiß schießt mir aus allen Poren, und in meinem Kopf macht es Rambazamba.

Ich schaffe es im letzten Moment nach Hause auf die Toilette. Und jetzt sind sie da, die Nebenwirkungen, von denen DDr. Jahr gesprochen hat. Endlich! Ich hätte sie mir aber gerne erspart.

Er hatte mich gewarnt: Wenn man zu viel futtert, dann kann man ordentliche Probleme bekommen. Jetzt weiß ich, was er gemeint hat: Ich habe das Gefühl, als ob es unten und oben gleichzeitig losgeht, mir ist sauschlecht, und innerhalb von wenigen Minuten sind die schönen griechischen Meze auch schon wieder Geschichte und gondeln Richtung Kläranlage.

Es dauert eineinhalb Stunden, in denen ich wirklich leide. Also kein normaler Männerschnupfen, sondern ich fühle mich hundselendig. Irgendwann bin ich wieder halbwegs einsatzfähig. Die Kopfschmerzen sind einigermaßen abgeklungen, und die Übelkeit ist auch langsam am Verschwinden. Schade um das gute Essen!

Das Leben danach

Ernährung: Was sich ändern sollte

Fakt: Kalorien an sich machen uns überhaupt nicht satt!

Das Thema Ernährung ist eigentlich so einfach und doch so schwierig für viele Patienten. Jeder weiß doch in Wirklichkeit, was gesund für uns wäre und was nicht, was man meiden und was man vermehrt essen sollte, was die wahren Dickmacher und dass Proteine unsere besten Freunde sind. Prinzipiell muss aber auch betont werden, dass die Ernährung während der Spritzenbehandlung dem reinen Abnehmen dient und nicht prinzipiell als die perfekte, beste und gesündeste Ernährung bezeichnet werden kann. Die perfekte langfristige Ernährung wird dann später etabliert, wenn das Wunschgewicht erreicht ist.

Beim Abnehmen ist unser Ziel, dass die Ernährung insulinfreundlich ist. Punkt. Beschäftigen Sie sich bitte deshalb auch mit der Insulinresistenz (siehe Seite 17). Das wird sich für Sie, für Ihr Vorhaben und für Ihre allgemeine Gesundheit wirklich lohnen. Sie werden auch erstaunt sein, was man zu diesem Thema alles bei Google finden kann. 75 Prozent aller gesundheitlichen Probleme und Erkrankungen hängen nämlich mit dem Thema Ernährung und Insulinresistenz zusammen, und unsere heutige im Überfluss lebende Gesellschaft ernährt sich, wie bereits erklärt (siehe Seite 26), einfach falsch und damit ungesund. Und wir wollen Sie ja nicht nur schlanker, sondern auch nachhaltig wieder richtig gesund machen. Und Gesundheit hat eben sehr viel mit den Themen Zucker, Fett und eben Insulin zu tun, und dieses wichtige Hormon müssen wir wieder auf gesunde Werte bringen, und das wird Ihren Stoffwechsel wieder funktionsfähig machen. Das Eintauchen in dieses echt spannende Thema wird Sie nicht nur zusätzlich motivieren, das Verständnis dafür wird Ihr Leben und Ihre Einstellung zu Ihrer persönlichen Gesundheit auch ändern. Sie werden mit Sicherheit Ihren Lifestyle und Ihr Mindset ändern, allgemein Ihre Einstellung zu Ihrer Ernährung und zu Ihrem Körper – das alles gehört zu einer Behandlung mit der Abnehmspritze.

✦ ✦ ✦

Herbert Hirschlers Abnehmreise

Resümee Monat Sieben

Hundertsechs Kilo. Dreißig Kilo entfernt von meinem Höchstgewicht vor knapp acht Monaten! Nie hätte ich mir das träumen lassen. „Und das ganz ohne Nebenwirkungen" – diesen Satz kann ich jetzt nicht mehr schreiben. Das Meze-Desaster nach dem Essen beim Griechen hat mir gezeigt, dass die Spritze nicht nur das Hungergefühl im Belohnungszentrum dämpft, sondern dass sich auch körperlich einiges verändert. Oder vielmehr mit der Verdauung, die plötzlich auf die Bremse gestiegen ist – und mir sehr deutlich gezeigt hat, wann Schluss ist.

Ich frage mich, warum das erst jetzt passiert ist. Zum Glück erst nach sieben Monaten! Was wäre gewesen, wenn ich solche Warnschüsse meines Körpers von Anfang an erlebt hätte, wie so manch andere Patienten, von denen mir DDr. Jahl erzählt hat?

Natürlich könnte man Auswirkungen dieser Art als Anlass dafür nehmen, sofort mit der Spritze aufzuhören, weil *das ja nicht gesund sein kann.* Oder aber: Man sieht sie als Chance. Man hat das einmal erlebt und weiß dann, dass man doch auf den Arzt hätte hören sollen, der immer schon dazu geraten hat, die Portionsgrößen anzupassen.

Warum ich bisher keine Probleme damit hatte? Ich weiß es nicht. Vielleicht liegt es an meiner Konstitution oder am Körperbau? Keine Ahnung. Aber ganz bestimmt weiß ich, dass ich nicht aufgegeben hätte, sondern dass es mir eine Lehre gewesen wäre. Bestimmt hätte ich mich bei den griechischen Meze-Tellern etwas zurückgehalten und einen Teil mit nach Hause genommen. Zwar schweren Herzens, aber immerhin ...

Bewusst verwende und empfehle ich in diesem Buch keine vorgeschriebenen starren Diätpläne. Die Spritze wirkt, aber sie wirkt bei jedem Menschen wirklich etwas anders. Und deshalb sind auch die tatsächliche Kalorienaufnahme, die Häufigkeit des Essens, die Essenszeiten, das essensfreie Intervall und auch die nötige Dosierung bei jedem Menschen anders. Und daher macht es wenig Sinn, allgemeine Empfehlungen zur Nährwertaufnahme, womöglich noch zu Nahrungszusammensetzung, Tageszeit und Anzahl der Mahlzeiten, zu formulieren. Die Spritze braucht kein Rezeptbuch!

Es geht einzig und allein um die Prinzipien der neuen, aber einfachen Ernährung. Eine insulinfreundliche Ernährung hilft dem Körper, seinen Blutzuckerspiegel stabil zu halten, und genau das ist ein Schlüssel fürs Abnehmen. Denn jedes Mal, wenn wir essen – vor allem kohlehydratreiche Mahlzeiten –, schüttet der Körper Insulin aus. Dieses

Hormon sorgt dafür, dass Zucker aus dem Blut in die Zellen gelangt. Doch dauerhaft hohe Insulinspiegel über den Tag fördern die Fetteinlagerung und blockieren die Fettverbrennung. Wichtig ist daher nicht nur, was man isst, sondern auch wann. Maximal drei ausgewogene Mahlzeiten am Tag, besser wären aber beim Abnehmen wirklich nur zwei, mit mindestens vier Stunden langen essensfreien Zeiten dazwischen geben dem Insulinspiegel die Chance, wieder ganz abzusinken, und dem Körper die Möglichkeit, endlich auf Fettreserven zurückzugreifen. Häufiges Snacken, besonders von Zucker oder Weißmehlprodukten, hält den Insulinspiegel dagegen dauerhaft oben.

Nicht alle Kohlehydrate sind unsere „Feinde" – aber Qualität und Menge zählen. Vollkornprodukte, Hülsenfrüchte und ballaststoffreiches Gemüse lassen den Blutzucker nur langsam ansteigen und sättigen lange. Wer zusätzlich das Abendessen kohlehydratarm oder -frei gestaltet, unterstützt den Körper bei der nächtlichen Regeneration und Fettverbrennung.

Intervallfasten über den Tag unterstützt diese Insulinwirkung und sorgt für Gewichtsabnahme – oder eben das Halten des neuen Gewichts nach der Behandlung mit der Spritze. Dazu gibt es mehrere Modelle: 16 : 8 bedeutet, dass die essensfreie Zeit 16 Stunden beträgt und nur während 8 Stunden pro Tag gegessen wird, das sollte das Maximum sein. Bei 18 : 6 beträgt die essensfreie Zeit 18 Stunden. Viele Menschen schaffen auch ganz leicht 20 : 4, also nur 4 Stunden „Essenszeit" pro Tag.

In dieser Essenszeit von wenigen Stunden kann man nun zwei (eventuell drei) Mahlzeiten zu sich nehmen, aber, und das ist wichtig, dazwischen einfach nichts. Keinen Snack, auch keine gesunde Banane, keinen gesunden Apfel, keinen Smoothie oder Ähnliches. Das einzuhalten, senkt Insulin bestmöglich und ermöglicht erst den Fettabbau, den wir ja ankurbeln wollen.

Auch jede Art von Bewegung senkt durch Muskeltätigkeit das Insulin, und es entstehen bei Insulinresistenz auch neue Insulinrezeptoren über die Zeit, was erklärt, warum jede Art von Bewegung neben der Ernährung der größte Hebel ist. Am allerbesten ist Sport nüchtern wirksam, durch Steigerung der metabolischen Flexibilität.

Der Jo-Jo-Effekt und warum Diäten oft scheitern

Der gefürchtete Jo-Jo-Effekt ist einer der Hauptgründe, warum Abnehmen so frustrierend sein kann. Viele Menschen kennen das: Bei einer Diät purzeln zunächst die Kilos, doch kaum kehrt man in den Alltag zurück, steigt das Gewicht oft nicht nur auf das alte Niveau – sondern sogar darüber hinaus. Das hat nichts mit mangelnder Disziplin zu tun, sondern mit den biologischen Schutzmechanismen unseres Körpers.

Der Jo-Jo-Effekt entsteht, wenn der Körper auf Gewichtsverlust mit Energiesparen reagiert. Der Effekt ist eine Steuerreaktion des Gehirns, vor allem des Hypothalamus. Wenn das Gewicht sinkt, registriert der Hypothalamus weniger gespeicherte Energie. Er senkt dann den Grundumsatz (das bedeutet weniger Kalorienverbrauch in Ruhe) und erhöht die Hunger-Signale. Das Ziel des Körpers ist die Rückkehr zum alten Gewichtsniveau. Wird nach der Abnahme wieder „normal" gegessen, bleibt der Grundumsatz zunächst niedrig. Die Energiezufuhr ist dann aber oft bereits höher als der Verbrauch. Das Gewicht steigt damit schneller, oft sogar über den Ausgangspunkt. Dann entsteht ein Überschuss, obwohl die Ernährung unverändert wirkt.

Deshalb ist in der Phase der zwölf Wochen *nach* der Gewichtsabnahme konsequentes Essverhalten ganz entscheidend. Dazu gehören die folgenden Punkte:

- Gleiche Essenszeiten und Essensstruktur beibehalten wie während der Diät.
- Weiterhin auf hohe Proteinzufuhr achten.
- Zweimal pro Woche Krafttraining, sofern möglich.
- Täglich viele Schritte gehen, am besten nüchtern.
- Gewicht nur einmal pro Woche kontrollieren.

Das Gehirn braucht nach Beendigung des Abnehmens mindestens zwölf Wochen, um das neue Gewicht als „das neue Normal" abzuspeichern. Der Hypothalamus prüft in dieser Zeit, ob das neue Gewicht stabil bleibt. Leptin steigt langsam über Wochen wieder auf ein Niveau, das dann endlich wieder zu weniger Hunger führt, aber das dauert eben. Der Grundumsatz erholt sich nur schrittweise, wenn Muskelmasse und Essensrhythmus konstant bleiben. Stresshunger und alte Gewohnheitsmuster verlieren dann an Druck, wenn sie nicht bedient werden.

Deshalb gilt: Nachhaltiges Abnehmen bedeutet nicht radikalen Verzicht, sondern ein Zusammenspiel aus gesunder Ernährung, Bewegung, mentaler Stärke und – wenn nötig – gezielter medizinischer Unterstützung. Nur so lässt sich der Teufelskreis durchbrechen. Denn Übergewicht beginnt und endet im Gehirn, das unser Verhalten steuert.

✦ ✦ ✦

Herbert Hirschlers Abnehmreise

Ausschleichen

Nach sieben Monaten beenden wir jetzt also das Projekt Abnehmspritze. Aber noch nicht ganz. DDr. Jahl erklärt mir, dass es ganz wichtig sei, die Spritze auszuschleichen, das heißt, die Dosis über drei Monate wöchentlich zu reduzieren. Diese Vorgehensweise habe sich gut bewährt, um Körper und Geist langsam auf die Zeit nach der Spritze vorzubereiten.

Ich bekomme von ihm also noch einen allerletzten Pen mit der Höchstdosierung von vier Mal 2,4 mg. Man kann bei Wegovy aber auch eine geringere Menge pro Stich einstellen. Mein Doppeldoktor erklärt mir, wie das funktioniert, und gibt mir einen Plan mit, welche Dosierung ich je Woche wählen soll. Weil die Menge immer weniger wird, reicht der Inhalt dieses Pens für zwölf Wochen. Dann wird meine Abnehm-Challenge endgültig beendet sein.

Ich bin schon sehr neugierig auf die Zeit danach. Auf die Auswirkungen auf meinen Körper, auf das Hungergefühl – und auf die Waage. Ich lasse mich überraschen …

Das neue Ich aushalten – die psychologische Seite der Gewichtsabnahme

Wenn die Kilos purzeln, erwarten die meisten Menschen, dass damit automatisch das große Glück kommt: mehr Selbstvertrauen, ein leichterer Alltag, vielleicht sogar ein neues Lebensgefühl. Und tatsächlich – vieles wird leichter. Kleidung passt wieder, Treppensteigen wird müheloser, der Blick in den Spiegel freundlicher. Doch was viele unterschätzen: Die körperliche Veränderung passiert oft schneller als die seelische Anpassung.

Das Gehirn trägt lange das alte Bild von uns selbst mit sich herum. Jemand, der jahrelang mit Übergewicht gelebt hat, erkennt sich manchmal nicht wieder, wenn plötzlich 20, 30 oder sogar 40 Kilo fehlen. Das Spiegelbild fühlt sich fremd an, Fotos wirken wie bearbeitet, und Komplimente von anderen lösen nicht nur Freude, sondern auch eine gewisse Unsicherheit aus. Psychologen nennen das „Körperbild-Dissonanz" – der Körper ist bereits verändert, aber die innere Wahrnehmung hinkt hinterher.

Hinzu kommt ein weiteres Phänomen: Viele ehemals Übergewichtige bleiben „innerlich dick", auch wenn sie es äußerlich längst nicht mehr sind. Das heißt, sie tragen ihr altes Selbstbild wie einen Schatten mit sich herum. Diese innere Prägung ist oft stärker als jede Zahl auf der Waage. Wer Jahrzehnte mit Übergewicht gelebt hat, kennt das ständige Gefühl, zu viel Platz einzunehmen, beobachtet oder abgewertet zu werden. Selbst wenn die Realität sich verändert hat, bleibt dieses Gefühl tief in der Psyche verankert.

Damit verbunden ist eine ständige Angst, wieder zuzunehmen. Manche entwickeln fast panische Reaktionen, wenn die Waage einmal zwei Kilo mehr zeigt – selbst dann, wenn sie insgesamt 40 Kilo leichter sind als früher. Die Sorge, wieder dick zu werden, kann so präsent sein, dass sie den Alltag überschattet. Statt Leichtigkeit erleben Betroffene Stress, Kontrolle und Druck. Essen wird dann gar nicht mehr als Genuss, sondern nur mehr als potenzielle Gefahr gesehen. Die Freiheit, die man sich durch das Abnehmen erhofft hatte, kann dadurch wieder verloren gehen. Hinzu kommt die soziale Dimension. Das Umfeld reagiert auf den „neuen Menschen": Kollegen fragen nach Diättipps, Freunde sind erstaunt, manche Menschen zeigen Bewunderung – andere hingegen Neid oder sogar Abwertung. Aus dem bisherigen Selbstbild „die Dicke" oder „der Starke" wird plötzlich jemand, der in eine neue Rolle gedrängt wird. Das kann ebenfalls verunsichern. Denn mit weniger Gewicht verändert sich nicht nur der Körper, sondern oft auch das Selbstverständnis, die Dynamik in Partnerschaften oder die Position im sozialen Gefüge.

Genau hier liegt eine der unterschätztesten Herausforderungen beim Abnehmen mit der Spritze: das neue Ich zu integrieren. Es geht nicht nur um Essenspläne und Bewegung, sondern um die ganze innere Arbeit, die nötig ist, um die Veränderung anzunehmen. Manche Menschen fühlen sich verletzlich, weil das „Schutzpolster" weg ist. Andere kämpfen mit alten Glaubenssätzen wie „Ich bin doch immer die mit den vielen Kilos gewesen" und nehmen ihren Körper weiterhin als zu dick oder für andere unattraktiv wahr. Das Leben verliert an Leichtigkeit, man verbietet sich weiterhin alles. Essen wird nicht mehr als Genuss gesehen, sondern nur mehr als notwendiges Übel. Da Essen aber ein wichtiger sozialer Faktor in unserem Leben ist, wirkt sich dies auch auf unser Sozialleben aus, mit allen Varianten der Ausprägung.

Therapeutisch ist es wichtig, diese Prozesse bewusst zu begleiten. Gespräche mit Ärzten, Coaches oder Psychologen helfen, das neue Körperbild Schritt für Schritt ins Selbstbild zu integrieren. Kleine Rituale können unterstützen – zum Beispiel, bewusst neue Kleidung zu kaufen, Fotos vom eigenen Fortschritt zu betrachten oder sportliche

Erfolge zu feiern. Es geht darum, das neue Ich nicht nur zu sehen, sondern auch zu fühlen und zu leben.

Denn eines ist klar: Nachhaltiges Abnehmen ist nicht nur ein körperlicher, sondern auch ein emotionaler Prozess. Wer diesen Weg geht, braucht nicht nur Willenskraft, sondern auch Geduld mit sich selbst – und die Bereitschaft, das neue Kapitel der eigenen Identität aufzuschlagen.

✦ ✦ ✦

Herbert Hirschlers Abnehmreise

Resümee: Die fetten Jahre sind vorbei

Der Weg mit der Abnehmspritze war für mich mindestens genauso einschneidend wie meine Pilgerwege nach Santiago. Dabei hat sich mein Mindset jedes Mal grundlegend geändert, eine Wanderung über mehrere Wochen ist wie ein Reset für Körper und Seele. Genauso sehe ich die letzten Monate.

Ich bin glücklich und dankbar, dass ich dieses Abenteuer eingegangen bin und einen neuen Weg eingeschlagen habe, um etwas für meine Gesundheit und mein Wohlbefinden zu tun. Rückwirkend betrachtet war die letzte Zeit durchaus vergleichbar mit einem Jakobsweg: Da waren Höhen und Tiefen, nach der ersten Motivation gab es manchmal Tage, an denen ich mich schon gefragt hatte, warum ich mir das überhaupt antue.

Heute bin ich froh und auch etwas stolz, durchgehalten zu haben. Die Zahlen sprechen für sich, finde ich:

- Mein Gewicht hat sich um mehr als fünfundzwanzig Kilo verringert, das sind zwanzig Prozent meines ursprünglichen Körpergewichts.
- Ich bin nach dreißig Jahren endlich nicht mehr adipös, weil mein BMI von 35 auf 28 gesunken ist.
- Ich brauche keine Schlafmaske mehr, weil meine Schlafapnoe verschwunden ist.

- Meine Frau kann endlich wieder ruhig schlafen, weil sie keinen Terrorschnarcher mehr neben sich liegen hat.
- Mein Blutdruck hat sich völlig normalisiert, und ich kann auf schwere Medikamente verzichten.
- Ich schaffe es ohne Probleme, zwanzig oder noch mehr Stunden ohne Essen durchzuhalten.
- Ich fühle mich aktiv wie schon lange nicht mehr und schaffe es, zwei Bücher, ein paar Songtexte und einige IT-Projekte in der Firma gleichzeitig abzuarbeiten.
- Beim Wandern wundere ich mich immer wieder, wie leicht sich mein Körper anfühlt, ohne die fünfundzwanzig Kilo Übergepäck.
- Ich höre immer wieder, dass ich zwanzig Jahre jünger aussehe – und das nicht nur von Menschen, die etwas von mir wollen, wie zum Beispiel ein Gratisbuch oder so ganz schnell mal ein Geburtstagslied für die Oma.
- Ich esse so gut wie keine Naschereien mehr. Aber nicht, weil ich nicht darf, sondern weil ich keinen Appetit drauf habe.
- Ab und zu Apfelstrudel, Sachertorte oder Kirschkuchen zum Kaffee sind kein Problem.
- Bier schmeckt mir nur mehr in der alkoholfreien Variante. Aber es gibt genug Alternativen wie Spritzer, das eine oder andere Achterl Wein zum Essen oder, ähm, auch Wasser. Komisch, vor einem Jahr hätte, ich nie gedacht, dass ich das mal schreibe.
- Äpfel und anderes Obst sind plötzlich wieder auf meinen Speiseplan zurückgekehrt, ebenso wie Salate und Gemüse.
- Wiener Schnitzel mit Erdäpfel-Vogerl-Salat oder Schweinsbraten mit Knödel verträgt mein Magen auch weiterhin.
- Wenn es sein muss, also auf Urlauben, bei Hochzeiten oder Geburtstagsfeiern mit Buffett oder siebengängigem Abendessen, kann ich immer noch hemmungslos zuschlagen. Die Portionen sind eben manchmal kleiner als früher und selten, aber doch lasse ich auch mal was am Teller liegen.

- Fette Carbonara oder cremige Torten am späten Abend lasse ich lieber bleiben. Die Meze-Tellerchen beim Griechen werde ich bestimmt wieder probieren, aber ich weiß jetzt, dass es ratsam ist, sich nicht bis zum Anschlag vollzustopfen.
- Meine T-Shirts und Hemden hängen wie lose Säcke an meinem Körper, und die Hosen rutschen so tief, dass ich bald als Nachwuchsrapper durchgehen könnte. Ich muss also meine gesamte Garderobe austauschen, was ohnehin schon lange notwendig gewesen wäre, aber ziemlich ins Geld geht.

Ich hoffe, dass sich meine Einstellung und mein Körper in den letzten Monaten derart verändert haben, dass ich ab jetzt auch ohne Spritze dieses neue Lebensgefühl genießen kann.

Denn jetzt geht es nicht mehr ums Abnehmen, sondern ums Wohlfühlen – und das ist vielleicht der größte Erfolg. Bis zum bitteren Tanzkurs!

Teil 5 – Und jetzt?

Die Zukunft der Gewichtsmedizin

Wie es mit der Abnehmmedizin weitergeht, ist ein sehr spannendes Thema, und es lohnt sich, sie kurz als Ausblick differenziert zu betrachten – medizinisch, gesellschaftlich und psychologisch. Die baldige Verfügbarkeit von neuen Medikamenten wird in naher Zukunft einen weiteren Wendepunkt in der Gewichtsmedizin darstellen. Mit neuen Wirkstoffen, die wahrscheinlich 2026 oder 2027 auf den Markt kommen werden, wie Cagrisema und Retatrutid, die beide als Spritze verabreicht werden, wird vermutlich mehr und erneute Konkurrenz für Wegovy und Mounjaro auf dem Markt entstehen. Gerade Retatrutid wird den Vorteil bringen, dass es als Triple-Agonist noch stärkere Wirkung haben wird und zusätzlich noch selektiver das Fettgewebe beeinflusst werden kann. Meiner Meinung nach wird Retatrutid die Medizin revolutionieren, weil auch andere Longevity-Themen damit behandelt werden können.

2026 könnte auch die orale Einnahme als Tablette, Orforglipron, erstmals möglich werden, was dann rein psychologisch die Einnahme erleichtern und so einen weiteren Zustrom von noch mehr Patienten sehr wahrscheinlich machen wird. Gearbeitet wird auch an einer Spritze, die nur einmal im Monat verabreicht werden muss, wobei sich das noch etwas schwierig gestaltet. Ein daraus dann wahrscheinlich resultierender Preisverfall bei den jetzt etablierten Medikamenten wie Wegovy oder Mounjaro könnte die Therapie dann zusätzlich für deutlich mehr Menschen erschwinglich und möglich machen. So wird der breiten Mehrheit der Zugang zu den Behandlungen ermöglicht, und hier stellt sich die Frage, was das für unsere Gesellschaft und deren Zukunft bedeuten wird. Denn dadurch wird die Abnehmspritze nicht mehr nur für Menschen mit starkem Übergewicht, sondern potenziell für ein breiteres Publikum, inklusive präventiver Nutzung bei wirklich geringem Übergewicht, oder vielleicht auch irgendwann gänzlich ohne Übergewicht, verfügbar werden.

Mögliche gesellschaftliche Auswirkungen sind hier dann nicht mehr ausgeschlossen. Es könnten dann mehr Menschen ihr Übergewicht vermeiden oder reduzieren, was langfristig Risikofaktoren für Diabetes, Herz-Kreislauf-Erkrankungen und Gelenkprobleme senken und auch volkswirtschaftlich ein Vorteil sein wird, als Einsparungspotenzial im Gesundheitsbereich. Gewisse Risiken bestehen allerdings in der dann möglichen „Normalisierung" der Spritze. Wenn das Medikament zum Massenprodukt wird, könnte der gesellschaftliche Druck entstehen, es prophylaktisch zu verwenden. Überspitzt ausgedrückt, werden dann auch Menschen unter den Patienten sein, die ihre weiterhin absichtlich beibehaltene schlechte Ernährung unter gleichzeitiger Nutzung der Spritze damit entschärfen wollen. Manche könnten die Spritze als Freifahrtschein sehen, weiterhin ungesund zu essen, was langfristig andere gesundheitliche Probleme verursachen könnte. Körper- und Selbstbild könnten noch stärker durch ein externes Kontrollmittel gesteuert werden. Manche Menschen könnten Angst entwickeln, ohne Spritze zuzunehmen. Zusätzlich: Der Social-Media-Wahn des übertriebenen Schlankseins, der besonders junge Mädchen, aber auch Männer betrifft, könnte damit leider sogar verschärft werden. Da besteht dann die Gefahr der unkontrollierten Massenanwendung eines Lifestyle-Medikaments. Wer es sich leisten kann, wird es anwenden, andere nicht. Ein anderes Szenario wäre auch die breite und regulierte Nutzung, ähnlich wie bei Nahrungsergänzungen oder Impfungen, mit der Gefahr, dass die präventive Gewichtssteuerung mit dem Ziel der Krankheitsvermeidung zur staatlichen Auf- oder sogar Vorgabe wird.

Die Gesellschaft braucht eine zukünftige Balance durch Aufklärung und Begleitung. Sie muss lernen, die Spritze als Werkzeug, nicht als Ersatz für eine gesunde Lebensweise zu nutzen. Begleitende Programme in Ernährung und Bewegung sowie psychologische Unterstützung werden entscheidend sein.

Wie es weitergeht, hängt stark davon ab, wie Medizin, Politik, Gesellschaft und Aufklärung diesen Trend steuern. Die Spritze und ihre Nachfolger werden also nicht automatisch ein Massenphänomen, aber die Wahrscheinlichkeit steigt, dass die Anwendung normalisiert wird. Und das stellt dann endgültig den Beginn der Gewichtsmedizin 3.0 dar.

Empowerment Coaching als Teil des nachhaltigen Erfolgs

von Maria Jahl, Psychotherapeutin in Ausbildung unter Supervision

Ein psychologisches Coaching, einzeln oder in einer Gruppe, sollte Teil eines perfekten medizinisch begleiteten Abnehmens sein. Es ist als Begleitung gedacht und als solche meiner Meinung nach unverzichtbar.

Die psychologischen Ursachen von Adipositas sind so vielschichtig angesiedelt wie das Leben selbst. Sie beinhalten neben biologischen und soziokulturellen Faktoren auch viele psychologische Ursachen. Risikofaktoren stellen emotionale Dysregulation, stressbedingtes Essen sowie Traumatisierungen in der Kindheit dar. Viele Betroffene entwickeln ein dysfunktionales Essverhalten, bei welchem Nahrungsaufnahme als Regulation negativer Gefühle genutzt wird. Diese Form des sogenannten emotionalen Essens führt dazu, dass die Kalorienzufuhr und das tatsächliche Hungergefühl auseinanderweichen. Da Körper und Psyche in einer Art Wechselwirkung zueinander stehen, haben auch psychische Erkrankungen eine Wirkung auf unseren Körper. Beispielsweise sind Menschen mit Depressionen und Angsterkrankungen häufiger von Adipositas betroffen und umgekehrt Menschen mit Adipositas häufiger mit Depressionen und Angsterkrankungen konfrontiert. Die Betroffenen befinden sich in einer Art Teufelskreis, wodurch negative Einflüsse ungesundes Essverhalten verstärken. Zusätzlich kommt es zu Stigmatisierungen und Gewichtsdiskriminierungen durch die Umwelt, welche einen hohen Einfluss auf unseren Selbstwert haben. Ebenfalls ist die Impulskontrollstörung zu berücksichtigen und häufig in Zusammenhang mit Adipositas zu sehen. Impulskontrollstörungen sind Störungen, bei denen Betroffene Schwierigkeiten haben, ihre Essreize zu kontrollieren. Dieses Symptom steht eng in Verbindung mit der Diagnose der *Binge Eating Disorder*, welche wiederum häufig in Zusammenhang mit Adipositas gebracht wird. Diese Störung ist ein wiederkehrender massiver Kontrollverlust über das Essen mit schnellen und zu großen Nahrungsmengen und daraus entstehendem Leidensdruck aufgrund von Schuldgefühlen.

Wir sehen, dass Adipositas ein sehr komplexes Krankheitsbild ist, welches mehr Aufmerksamkeit benötigt. Um den langfristigen Erfolg zu steigern, eignen sich individualtherapeutische Maßnahmen und vor allem auch gruppentherapeutische Interventionen. In der ersten Phase der Gewichtsreduktion werden Patienten dabei unterstützt, sich persönlich individuelle Ziele zu setzen. Diese sollten spezifisch, messbar, attraktiv, realistisch und terminiert sein. Die individuellen Ressourcen der Person werden herausgearbeitet und gestärkt, um dadurch leichter Akzeptanz von Aspekten zu entwickeln, welche sich nicht unmittelbar verändern lassen, wie beispielsweise genetische Dispositionen und Stoffwechselerkrankungen. Der Fokus wird dadurch auf die veränderbaren Bereiche des Lebens gelegt. Ein weiterer Bestandteil der therapeutischen Unterstützung ist ein geschützter Raum für soziale und psychische Probleme, welche offen dargelegt werden dürfen und nicht unterdrückt werden müssen. Individuelle Stressbewältigungsstrategien werden erarbeitet und erprobt, um emotionale Spannungen nicht mehr mit Essen regulieren zu müssen. Nicht zu vergessen ist die Auseinandersetzung mit der Unzufriedenheit über den eigenen Körper. Es gilt auch in Zeiten des Abnehmens, einen liebvollen und wertschätzenden Blick auf seinen Körper zu werfen und somit den Selbstwert von innen heraus zu stärken.

Dysfunktionale Gedankenmuster, Überzeugungen und Werthaltungen werden herausgearbeitet und individuell neu erarbeitet. Hierbei werden häufig Ernährungstagebücher zur Unterstützung verwendet. Ein wichtiger Bestandteil der Begleitung ist auch der Umgang mit geringem Gewichtsverlust oder Gewichtszunahme. Die Gefahr, die Motivation zu verlieren, ist durch diese Faktoren erheblich und durch eine professionelle Begleitung zu verhindern. Dazu sind auch begleitende Gruppentherapien stark in den Fokus zu nehmen. In einer solchen Gruppe befinden sich Menschen, die ähnliche Erfahrungen gemacht haben und gemeinsam wachsen wollen, begleitet von einem Therapeuten. Gruppentherapeutische Interventionen ermöglichen die Problembewältigung im Kollektiv.

Soziale Unterstützung erfolgt, und soziale Isolierung wird vermieden. Durch den geschützten Raum in der Gruppe lernen Menschen zu vertrauen und sich zu öffnen. Teilnehmer entwickeln ein Gefühl der Zugehörigkeit abseits von Stigmatisierungen und erleben dadurch neue Beziehungserfahrungen. Durch diese positiven Lernerfahrungen wird der Selbstwert auf entspannte Weise gestärkt. Darüber hinaus bietet die Gruppe Raum, um sich mit den eigenen Grenzen auseinanderzusetzen und seine eigenen Bedürfnisse wahrzunehmen. Durch die unterschiedlichen Erfahrungen der Teilnehmer kommt es in der Regel zu einem regen Austausch, und somit bietet sich auch die Gelegenheit, voneinander zu lernen. Mit der Unterstützung der Gruppe können aufkommende Gefühle und Ängste reflektiert werden, um den Umgang im Leben damit zu erleichtern. Gemeinsam werden Entspannungsstrategien und Achtsamkeitsübungen durchgeführt, die auch im Alltag als Alternative zum Stressabbau dienen. Durch gemeinsames Lachen und das „Durch-dick-und-dünn-Gehen" werden Motivation und Freude am gemeinsamen Weg erweckt. Abschließend sei gesagt, dass Gruppentherapie einen Raum für persönliche Entwicklung bietet und somit der Weg zu einem wertschätzenden und liebevollen Blick auf sich selbst und seinen Körper geebnet werden kann.

Wie schafft man die anhaltende Stabilität des Gewichts?

1. Metabolische Flexibilität erreichen

Metabolische Flexibilität bedeutet, dass der Körper je nach Situation zwischen Fett- und Glukoseverbrennung wechseln kann. Bei dauerhaft hohem Insulin bleibt der Körper auf Zuckerverbrennung fixiert, und Fett bleibt gespeichert. Viele Übergewichtige sind deshalb darin eingeschränkt und verbrennen fast ausschließlich Zucker. Während der Behandlung mit der Abnehmspritze sinkt der Appetit, aber die eigentliche Aufgabe ist, den Stoffwechsel gezielt auf Fettverbrennung zu trainieren. Und vor allem nach der Behandlung muss der Körper gezielt wieder lernen, auch Fett als Energiequelle zu nutzen. Das gelingt durch klare Essensfenster, ausreichende Proteinzufuhr pro Mahlzeit und Bewegung vor allem in nüchternem Zustand ohne vorherige Nahrungszufuhr. Ohne diese Flexibilisierung steigt das Rückfallrisiko leider deutlich.

2. Strukturiertes Hunger- und Sättigungstraining

Strukturiertes Hunger- und Sättigungstraining bedeutet, wieder bewusst wahrzunehmen, wann echter Hunger beginnt (siehe dazu auch Seite 147) und wann Sättigung eintritt. Viele essen aus Routine, Stress oder zur Ablenkung, nicht wegen des Energiebedarfs. Unter der Abnehmspritze wird das leichter, weil das Hungersignal ja gedämpft ist. Jetzt wird geübt, Pausen zwischen den Mahlzeiten auszuhalten, ohne sofort zu essen. Essen geschieht langsam und bewusst, und das erste Sättigungssignal wird als Stopp genutzt. So entsteht ein stabiles Essverhalten, das auch nach dem Absetzen der Spritze funktioniert.

3. Blutzucker-Monitoring

Glukose- und Insulin-Selbstmonitoring heißt, zu beobachten, wie der Körper auf verschiedene Mahlzeiten reagiert. Das geht mit einem einfachen Blutzuckermessgerät oder noch klarer mit einem Glukosesensor am Oberarm (siehe Seite 95) Als Orientierung: Nüchtern sollte der Wert unter 95 liegen und nach dem Essen nicht mehr als 30 Punkte ansteigen. Werden diese Werte überschritten, folgt oft relativ bald ein erneuter Heißhunger. Mit dem Sensor wird sichtbar, welche Lebensmittel stabil halten und welche das System aus dem Takt bringen.

4. Der 12-Wochen-Plan

Nach dem Absetzen braucht es klare Vorgaben für jede Woche, um den Stoffwechsel stabil zu halten.

Woche 1–2: Täglich ca. 1,6 bis 2,0 Gramm Protein pro Kilo Zielgewicht; maximal drei feste Mahlzeiten innerhalb von 6 bis 8 Stunden, dazwischen keine Snacks. Trinken am besten vor den Mahlzeiten.

Woche 3–4: Essensfenster von 8 bis 10 Stunden. Kurze Spaziergänge nach den Mahlzeiten zur sofortigen Blutzuckerstabilisierung und Bewegung im nüchternen Zustand.

Woche 5–8: Zweimal pro Woche Ganzkörper-Training mit Widerstand. Als Stoffwechseltraining unbedingt einmal pro Woche für 12 bis 16 Stunden eine Essenspause einlegen.

Woche 9–12: Portionsgrößen feinjustieren; Hunger- und Sättigungssignale protokollieren. Ein fester Wiegetag pro Woche, keine tägliche Schwankungskontrolle.

5. Mentale Unterbrechung der Essensmuster

Mentale Strategien nach dem Absetzen zielen auf das automatische Essen ab. Zuerst wird unterschieden: Körperlicher Hunger entwickelt sich, dauert an und wird stärker; Stresshunger ist plötzlich und drängt. Die Auslöser für Letzteren werden schriftlich erfasst: Uhrzeit, Ort, Gefühl und was direkt davor passiert ist.

Wenn ein Essensimpuls kommt, sofort einen Fünf-Minuten-Stopp machen: Wasser trinken, tiefe Atemzüge, dann erneut prüfen, ob der Hunger noch da ist. So wird die alte Verknüpfung „Gefühl und automatisches Essen“ unterbrochen und auch kontrollierbar.

6. Schlaf als Appetitregulator und spätes Essen

Schlaf- und Cortisolsteuerung sind wesentlich für das Gewicht. Schlechter Schlaf erhöht Ghrelin und senkt Leptin, und das macht einfach mehr Hunger. Ziel sind also relativ feste Schlafzeiten, ein dunkles Schlafzimmer, keine Displays und drei Stunden vor dem Schlafengehen kein Essen mehr. So bleibt der Appetit besser regulierbar.

Die Insulinsensitivität folgt dem Tagesrhythmus. Morgens sind Stoffwechsel und Muskelzellen „geöffnet“ für Glukoseaufnahme, weil der Cortisol-Anstieg den Körper auf Aktivität einstellt. Im Verlauf des Tages sinkt diese Aufnahmebereitschaft. Abends wird Melatonin ausgeschüttet, Verdauung und Muskulatur schalten bereits in den Ruhezustand. Die Zellen reagieren dann schlechter auf Insulin, also braucht der Körper für die gleiche Mahlzeit mehr davon. Mehr Insulin bedeutet mehr Speicherung und weniger Fettverbrennung. Deshalb abends am besten wenig essen und wenn, dann nur Proteine und keine Kohlehydrate.

7. Muskeln dienen uns als Schutz

Muskeln verbrennen Energie auch in Ruhe. Zu wenig Muskelmasse macht den Gewichtserhalt schwierig, mehr Muskelmasse führt zu einem höheren Grundumsatz und einer geringeren Rückfallquote. Zwei bis drei machbare Ganzkörpertrainings pro Woche mit Grundübungen reichen aber aus. Die Proteinzufuhr dabei unbedingt konstant halten.

8. Essensfenster als neue und fixe Struktur im Alltag

Essensfenster geben dem Stoffwechsel einen klaren Rhythmus. Ein Fenster von später etwa 8 bis 10 Stunden pro Tag reicht. Zwischenmahlzeiten müssen entfallen, damit das Insulin sinken kann und niedrig bleibt. Dadurch wird Fettverbrennung möglich und Heißhunger seltener.

9. Protein als Fixpunkt

Protein bildet weiterhin die Basis jeder Mahlzeit. Es hält länger satt, verbraucht Kalorien bei der Verstoffwechslung und verhindert Muskelabbau. Dadurch entstehen weniger Hunger zwischen den Mahlzeiten und eine stabilere Energie.

10. Langsam und bewusst essen

Langsam und bewusst essen macht Sättigung wirklich deutlich spürbarer. Verdauungssignale brauchen in etwa 15 bis 20 Minuten, bis sie registriert werden können. Deshalb: Wer schnell isst, isst automatisch mehr. Jeder Bissen sollte vollständig, sehr häufig und gut gekaut werden, man sitzt dabei am Tisch. So endet die Mahlzeit, wenn der Körper satt ist, und nicht, wenn der Teller leer ist.

Zehn Koch-Tipps für den Alltag

1. Kochen Sie die hoffentlich seltenen Teigwaren maximal al dente, also nicht zu weich, und blanchieren Sie Gemüse – das spart Fett, geht schneller, ist gesünder und die Insulinkurve wird flacher.

2. Schneiden Sie Gemüse und Fleisch nicht zu fein! Lassen Sie eine gewisse Struktur bestehen, das erhöht den Anteil der Ballaststoffe und erfordert viel Kauen – beides wollen wir haben.

3. Verwenden Sie einen Ölspray, der die Fettabgabe viel kontrollierter macht. Das reduziert viele unnötige Kalorien. Fett an sich ist ja

nicht schlecht, aber das Öl muss nicht im unnötigen Übermaß verwendet werden.

4. Pürieren Sie nur ausnahmsweise oder besser gar nicht. Kauen Sie lieber ordentlich und lassen Sie sich Zeit! Ihr Darm wird es Ihnen danken.

5. Nutzen Sie den Effekt der resistenten Stärke, und lassen Sie kohlehydratreiche Lebensmittel wie Kartoffeln, Reis, Getreide oder Vollkornnudeln nach dem Kochen zuerst in der Küche und dann im Kühlschrank komplett erkalten, am besten über Nacht. Das spart beim erneuten Erwärmen 20 bis 25 Prozent an Kalorien, die der Körper dann nicht aufnehmen kann, die aber dem Darm und dem Mikrobiom sehr, sehr guttun. Zum Thema Aufwärmen am besten direkt weiter zu Punkt 6!

6. Kaufen Sie sich einen Air Fryer. Das spart viel an unnötigen Fetten und auch an Zeit, weil das Gerät nebenbei arbeitet. Gute Geräte gibt es ab 100 €. Man kann damit herrlich experimentieren und neue Sachen ausprobieren. Sogar Jamie Oliver hat dazu ein Kochbuch geschrieben!

7. Beschäftigen Sie sich ein bisschen mit Nährwerten, Kalorien, dem glykämischen Index und der glykämischen Last. Es gibt viele gute Zusammenfassungen im Internet und viele Listen, die die Lebensmittel auch sehr gut einteilen. 100 Gramm normale Nudeln haben zum Beispiele genau so viele Kalorien wie 500 Gramm Erdäpfel, man kann da also schon beim Einkaufen viel tun.

8. Sorgen Sie dafür, dass Essen etwas Besonderes bleibt. Nehmen Sie sich Zeit dafür, richten Sie es schön an, und genießen Sie es langsam und bewusst.

9. Machen Sie, gerne mithilfe von ChatGPT, einen Wochenplan, was Sie wann kochen und essen wollen. Gehen Sie dann mit genau dieser Liste ganz gezielt einkaufen, am besten, nachdem Sie gerade etwas gegessen haben, also sicher nicht hungrig sind. Das wird dazu führen, dass man sich schon beim Einkaufen Gedanken über die richtige, ausgewogene und gesunde Ernährung macht, und dass man dann das Richtige und Wesentliche besorgt und keine Impulskäufe tätigt.

10. Essen Sie so bunt wie möglich! Wenn man sich an diesen Tipp wirklich hält, isst man automatisch gesund und ballaststoffreich, und genau dann erreichen wir auch eine raschere, länger anhaltende und intensivere Sättigung. Und Sattsein macht uns ja glücklich.

25 Hacks zum Essen oder: Wie tricksen wir den Stoffwechsel aus

Die Ernährung beim Abnehmen mit der Abnehmspritze soll zweckmäßig sein und für die Dauer des Abnehmens durchgeführt werden – aber auch hier lässt sich ein wenig tricksen. Von der Zusammensetzung her ist sie sicher als ausgewogen und gesund zu bezeichnen. Prinzipiell sind manche der Hacks aber wirklich einfach in den Alltag, auch nach der Spritze, zu integrieren, und es wird sich dann auch weiterhin lohnen.

1. Suchen Sie sich ein Zeitfenster innerhalb von 24 Stunden, in dem überhaupt noch gegessen wird. Das Zeitfenster muss zur beruflichen Tätigkeit passen, aber auch die sozialen Faktoren sind wichtig. Am Anfang stehen zum Testen einmalig zwölf Stunden zur

Verfügung. Das wäre zum Beispiel von 7.00 Uhr früh bis 19.00 Uhr abends. Es wird dann relativ rasch möglich sein, dieses Zeitfenster auf zehn Stunden und relativ bald auf acht Stunden einzuschränken. Nach einigen Wochen ergibt sich durch Anpassung und Gewöhnung an das zunehmend fehlende Hungergefühl bei den meisten Patienten ein aktives Essensintervall von sechs Stunden; oft sind sogar nur mehr vier Stunden Essenszeit pro Tag absolut ausreichend, immer noch befriedigend und nicht als Verzicht spürbar. Das Ganze ist aber kein Wettbewerb gegen sich oder andere Menschen – jeder Mensch ist individuell, und das gilt es auch zu akzeptieren. Es gibt Menschen, die ihre zwölf, zehn oder acht Stunden verfügbare Zeit für Nahrungsaufnahme benötigen. Hier gilt dann: Zwei oder auch, falls nötig, drei Mahlzeiten, aber, und das ist dann wichtig, mit jeweils vier Stunden absoluter Essenspause dazwischen. So lernen wir, das Insulin zu kontrollieren, um die Empfindlichkeit darauf wieder zu verbessern. Generell sollte drei Stunden vor dem Schlafengehen keine Nahrung zu sich genommen werden, die Ausnahme ist der reine Proteinsnack vor dem Schlafengehen, der aber nicht jedermanns Sache ist.

2. Zwischen den tatsächlichen Mahlzeiten ist eine absolute Essenspause notwendig, um das Insulin wieder ganz runterzufahren. Das heißt: Ordentlich essen, bis man wirklich gesättigt und glücklich ist, aber in der wichtigen Essenspause bis zur nächsten Mahlzeit wirklich keine Snacks, keine Süßigkeiten und auch kein Obst zu sich nehmen – also eine tatsächliche Essenspause mit null Aufnahme über den Mund einhalten. Wasser und ungesüßter Tee können und sollen natürlich über den ganzen Tag und auch in der Essenspause in großen Mengen getrunken werden.

3. Wenn wir dann eine Mahlzeit, egal was, wann und wie groß, zu uns nehmen, können und sollen wir etwas Vorarbeit leisten. Hier

empfiehlt es sich, wenigstens ein paar Dinge konsequent zu betreiben:

- Man muss sich Zeit für das Essen nehmen, das ist wichtig. Es gibt kein Essen dazwischen oder einfach so, im Stehen, im Gehen oder im Auto. Wir sitzen an einem Tisch und machen es uns gemütlich und nett. Das heißt, wir essen dann wirklich bewusst und bereiten uns auch bewusst auf die folgende Essensaufnahme vor.
- Trinken Sie 15 Minuten vor jeder Mahlzeit einen Esslöffel gewöhnlichen Essig, aufgelöst in 250 ml Wasser. Das hilft dem Stoffwechsel und lässt das Insulin auch nicht so ansteigen. Essig reduziert die Wirkung der Amylase im Speichel, was die Aufspaltung der Kohlehydrate etwas verzögert, wodurch geringere Blutzuckerspitzen entstehen. Die positive Studie zum Apfelessig wurde zwar Ende September 2025 wegen statistischer Fehler zurückgezogen, die eigenen Erfahrungen bestätigen aber eine gewisse Wirksamkeit dieses Hacks. Und es produziert Essroutine und Achtsamkeit.
- Ganz bewusst essen wir einen kleinen, einfachen Salat oder Gemüse als ersten Teil der Mahlzeit und kein Brot. Grün und Gemüse stehen immer am Anfang einer Mahlzeit! Es muss kein Riesensalat oder die riesige Gemüsepfanne sein. Es geht nur um eine gewisse Menge an nötigen Ballaststoffen, die den folgenden Insulinanstieg etwas reduzieren und damit abfangen. Zum Salat kommt kein fettes Dressing, sondern nur Essig und Öl, und das in Maßen und mit Hausverstand. Gemüse wird gekocht, gedünstet, blanchiert oder auch einfach nur roh und klein geschnitten serviert, aber nicht in einer fettigen Sauce. Das funktioniert vielleicht im Arbeitsalltag nicht immer, aber geschnittenes rohes Gemüse und Essig kann man sich trotzdem täglich mit ins Büro nehmen.
- Die Reihenfolge beim Essen ist wichtig! Zuerst Salat oder Gemüse, dann kommen Proteine mit Fett und am Ende erst Stärke und Kohlehydrate, sofern überhaupt noch nötig. Das allein senkt die Zuckerspitze um 73 Prozent und die Insulinspitze um 48 Prozent. Und: Man

fühlt sich mit dieser Art zu essen einfach wirklich besser – Sie werden es merken. Das verhindert auch spätere Heißhungerattacken, die Sie ja kennen. Wenn wir die Kohlehydrate schon bewusst reduzieren bei der täglichen Aufnahme, dann bitte auch die Fette zu sich nehmen. Fette machen nämlich satt und glücklich. Und sie reduzieren den Insulinanstieg, wenn man sie vor den Kohlehydraten isst. Nur nicht zu fett insgesamt, denn sonst entsteht sicher Übelkeit durch die Wirkung der Spritze!

- Gewöhnen Sie sich an, langsam zu essen und vor allem langsam und sehr viel zu kauen, bis die Nahrung im Mund fast flüssig ist – das fängt bei rund 30-mal kauen an. Zählen Sie einfach mit. Das erzeugt insgesamt mehr Bewusstsein für die tatsächliche Essensmenge, für das Essen als Tätigkeit an sich und lässt uns definitiv früher satt werden. Es verbessert außerdem die Verdauung nachhaltig, erleichtert dem Körper die Aufnahme der Nahrungsbestandteile und verhindert einen zu schnellen Blutzuckeranstieg. Menschen, die ihr Essen 30-mal kauen, nehmen im Schnitt 10 Prozent weniger Kalorien auf als Menschen, die nur 10-mal kauen. Und 10 Prozent sind schon gewaltig! Kauen aktiviert das Sättigungsgefühl: Das Gehirn braucht etwa 15 bis 20 Minuten, um zu registrieren, dass man satt ist. Je langsamer man isst, desto weniger isst man also insgesamt.

4. Ein besonderer Tipp, den man einfach ausprobieren sollte, ist der „Anti-Insulin-Aperitif“: 5 Gramm Flohsamenschalenpulver in 100 Milliliter Wasser einrühren, nach Geschmack mit Gewürzen wie etwas Tabasco verfeinern. 30 Minuten vor jeder Mahlzeit genießen, um die Insulinausschüttung erfolgreich zu verzögern. Flohsamenschalen sind reich an Ballaststoffen, die sehr stark aufquellen – hier aber auf genügend Flüssigkeitszufuhr achten. Kann man sehr gut in den Alltag integrieren, man muss sich nur daran gewöhnen, dass das ein Teil der neuen Essroutine ist.

5. Hören Sie generell mit dem Kalorienzählen auf – es bringt nichts! Sie werden durch die Spritze ohnehin ein Kaloriendefizit erreichen, das allerdings auf eine wirklich angenehme Art und Weise, ohne zu hungern und ohne zu leiden. Es geht um die Zusammensetzung der Nahrung, nicht um die Menge. Neuere Studien zeigen, dass Menschen, die auf eine möglichst flache Glukosekurve achten, also durch Kohlehydratreduktion Blutzuckerspitzen vermeiden, trotz sogar mehr Gesamtkalorien leichter und mehr Fett verbrennen als Menschen, die weniger Kalorien essen, aber nicht auf die Glukosekurve achten. Menschen, die sich also so ernähren, wie hier empfohlen, nehmen stärker ab, obwohl sie vielleicht sogar mehr Kalorien zu sich nehmen. Halten Sie sich also an die Punkte 1 bis 5, und Sie werden Erfolg haben.

6. Lieber eine kleine Nachspeise am Ende der Mahlzeit, wenn es wirklich einmal notwendig ist, als ein Snack in der Essenspause. Die Essenspause ist uns heilig!

7. Obst sollte nur im Rahmen einer Mahlzeit am Ende quasi als Nachspeise verzehrt werden, und das nur in einer kompakten, unveränderten Form, also nicht als Fruchtsaft oder Smoothie. Von Obst sollten Sie pro Tag maximal zwei schöne Handvoll essen, weil die Fruktose nicht unbedingt unser bester Freund ist. Mindestens drei Handvoll Gemüse pro Tag runden das Ganze dafür perfekt ab.

8. Der Heißhunger auf Süßes, den viele Menschen manchmal verspüren, manche allerdings gar nicht oder kaum, kommt anfangs noch häufiger vor, aber nach der Umstellungsphase der Ernährung wird das seltener werden. Das kommt von unserem verwöhnten Gehirn, dem die Kohlehydrate abgehen. Hier muss man probieren, was am besten hilft: Reichen Ablenkungen wie Konzentration und bewusstes Wahrnehmen, oder braucht es bewussten Verzicht? Ma-

chen Sie in solchen Momenten 20 Kniebeugen, oder gehen Sie ein paar Minuten zur Ablenkung, das hilft manchmal Wunder. Nehmen Sie zusätzlich Bittertropfen, die sind ebenfalls sehr hilfreich, und tragen Sie diese immer mit sich. Ansonsten helfen ein paar Beeren, eine geschnittene Karotte oder ein anderes Gemüse, eventuell in einen pikanten, zuckerfreien Aufstrich eingetaucht, oder ein hartes Ei, gern auch mit wenig Mayonnaise. Auch eine Handvoll Nüsse hilft gegen Heißhunger, am besten Pistazien oder Mandeln, aber es ist prinzipiell egal, welche. Trinken Sie Kaffee mit Butter, Kokosöl oder anderem Fett, aber ohne Zucker oder Süßstoffe. Und wenn das alles wirklich nicht hilft, dann genießen Sie ein kleines Stück sehr dunkler Schokolade mit hohem Kakaoanteil.

Zur Übersicht:

10 g dunkle Schokolade	3,3 g Kohlehydrate
20 g Mandeln	4,2 g Kohlehydrate
1 Scheibe Knäckebrot	4,8 g Kohlehydrate
5 Gummibärchen	7,6 g Kohlehydrate
200 g Brommbeeren	5,4 g Kohlehydrate
½ Apfel	6,0 g Kohlehydrate

Dazu reichlich Wasser trinken!

9. Essen Sie, und das muss eine fixe Regel für Sie werden, keine fertig zubereiteten Nahrungsmittel, die zum Aufwärmen oder für die Mikrowelle gedacht sind. Kochen Sie, wenn Sie zu Hause sind, immer selbst, und wenn es manchmal mangels Zeit nur eine Eierspeise mit Käse, Schinken und etwas Salat dazu ist. Alles deutlich besser als eine Fertigpizza oder Ähnliches mit raffinierten Kohlehydraten und Transfetten.

10. Semmeln, Kipferl mit Marmelade, Pancakes, Müsli, Frühstücksflocken, Cornflakes, Croissants, Porridge, Kekse, Fruchtsäfte, Obst oder leckere Kuchen sind zum Frühstück tabu. Ein einziges Glas

Orangensaft hat 25 Gramm Fruktose – all diese Kohlehydrate werden nur zu Fett. So ein Frühstück lässt uns außerdem bald wieder hungrig werden, weil nach der gewaltigen Insulinausschüttung der Blutzucker nach einer Stunde dann sogar zu tief ist, was Hunger auslöst. Und diesen Fehlstart nehmen wir den ganzen Tag mit und erschweren uns so selbst das Abnehmen. Hier heißt es nun tatsächlich, aktiv darauf verzichten, und das ist wirklich nur eine Frage der Gewohnheit und Routine.

11. Wenn Kohlehydrate wirklich notwendig sind, dann besser in der Früh oder zu Mittag. Denn Kalorie ist tatsächlich nicht gleich Kalorie. Der Körper hat einen tageszeitlichen Rhythmus bezüglich seines Stoffwechsels. Vermeiden Sie, und das geht gut mit der Spritze, Kohlehydrate ab 18.00 Uhr, besser noch ab 16.00 Uhr. Essen Sie als letztes Essen des Tages vor allem Proteine mit Ballaststoffen, also Fleisch, Fisch oder Hülsenfrüchte mit Gemüse. Essen Sie sich herrlich satt damit. Sie werden glücklich sein, satt sein, besser schlafen und dadurch besser abnehmen, wenn Sie die Kohlehydrate abends gänzlich weglassen. Und gesunder Schlaf ist wichtig für das erfolgreiche Abnehmen. Im Schlaf werden bei reiner Proteinaufnahme vermehrt Wachstumshormone ausgeschüttet, die dem Stoffwechsel und der allgemeinen Regeneration extrem guttun. Zusätzlich werden bei Proteinen über 20 Prozent der Kalorienmenge bereits verbraucht, um die restlichen 80 Prozent verwerten zu können.
    Das für das Körpergewicht sehr wichtige HGH erhöht die Fettverbrennung und hält die Muskelmasse stabil. Es steigert die Lipolyse, also die Freisetzung von Fettsäuren aus dem Fettgewebe. Gleichzeitig bremst es den Muskelabbau in Phasen mit weniger Kalorien. Das Ergebnis ist mehr Fett- und weniger Muskelverlust. Die HGH-Ausschüttung wird durch Schlaf, essensfreie Zeiten, Krafttraining, Eiweiß am Abend und kurze, intensive Belastung erhöht.

12. Denken Sie an ausreichende tägliche Proteinaufnahme. Pro Kilogramm Körpergewicht, bezogen auf das Idealgewicht, sollten Sie beim Abnehmen 1,5 Gramm Proteine zu sich nehmen. Wenn die Niere gesund ist, spricht auch nichts gegen 2,0 Gramm pro Kilo. Das ist mit Fleisch oder Fisch allein gar nicht so einfach zu erreichen. Besorgen Sie sich am besten ein Proteinpulver und dazu Kreatin, aber unbedingt ohne Zucker, und nehmen Sie täglich zwei bis drei Portionen davon zu sich, am besten in Wasser aufgelöst, nicht in Milch. Ein zusätzlicher Proteindrink abends als Schlummertrunk vor dem Schlafengehen wirkt wie ein echter Stoffwechselturbo. Sie wissen schon – Wachstumshormone.

13. Verwenden Sie Zitrone, Essig, Zimt, Chili, Ingwer, Kurkuma, Curry, Berberitze (gibt es als Nahrungsergänzungsmittel „Berberin") und schwarzen Cayenne-Pfeffer. Würzen Sie damit möglichst häufig, so wie es Ihnen schmeckt. Diese Gewürze unterstützen bei der Fettverbrennung und senken den Insulinspiegel.

14. Schützen Sie sich vor Übersäuerung, das beruhigt den Stoffwechsel. Fasten und Abnehmen erhöhen die Säureproduktion, weil dabei Fett verbrannt wird. Das erhöht Ketonkörper und Fettsäuren im Blut und verändert den pH-Wert des Blutes. Gerade Übergewichtige neigen dazu, bei sauren Zuständen höhere Insulinspiegel zu entwickeln, was wir natürlich vermeiden wollen. Der Körper kann nämlich ab einer gewissen Übersäuerung den Fettabbau auch noch zusätzlich hemmen, um ja nicht „zu sauer" zu werden. Zwischen der sechsten und achten Woche der Diät sollte der pH-Wert des Urins unbedingt einmal untersucht werden, um gegebenenfalls mit einem Basenpulver gegenzusteuern. Diese gibt es in jeder Apotheke günstig zu kaufen. Wichtig ist, zuerst den Morgenurin zu messen, gleich nach dem Aufstehen. Der sollte sauer sein. Wenn am Nachmittag der Wert allerdings auch noch sauer ist,

dann muss ein Basenpulver genommen werden, aber ohne Kohlehydrate, dafür reich an Citrat, Kalium und Magnesium.

15. Nur zur Erinnerung: Trinken Sie keine gesüßten Getränke und auch keine Smoothies mit Unmengen an Obst. Wenn Getränke mit Zuckerersatzstoffen, dann nur im Rahmen einer Mahlzeit, nie zwischendurch. Auch Bier hat viele Kohlehydrate, das bitte unbedingt bedenken. Generell gilt unter Wegovy und Mounjaro: Trinken Sie am besten keinen oder kaum Alkohol. Und ja keine Cocktails, die ja Unmengen an Zucker enthalten. Wenn Alkohol, da man in Gesellschaft ist, lieber trockenen Weißwein in Maßen. Dazu unbedingt viel Wasser trinken, das hilft der Niere die ja beim Abnehmen viel zu tun hat, bei der Ausscheidung.

16. Denken Sie als Reisersatz und Sättigungsbeilage an Produkte wie Risoni aus Hülsenfrüchten, asiatische Konjak-Nudeln, Bulgur, Buchweizen, Couscous und so weiter. Risoni sättigen stark und setzen die vorhandenen, aber reduzierten Kohlehydrate langsamer frei, was wir ja wollen. Couscous, Bulgur und Co. kann man auf verschiedenste Arten zubereiten, gut gewürzt schmecken sie lecker, sättigen und haben dabei deutlich weniger Kohlehydrate als Nudeln oder Reis, dafür enthalten sie Ballaststoffe und Proteine. Die tägliche Gesamtmenge aber nicht außer Acht lassen!

17. Salz ist wichtig. Bei zu geringer Salzaufnahme holt sich der Körper die fehlenden Stoffe durch ein anderes Hormon, und das beeinflusst unser wichtiges Insulin sehr negativ. Salzen Sie aber trotzdem mit Hausverstand, und übertreiben Sie nicht – denn Salz bindet auch Wasser, das dann wieder zu Gewicht wird.

18. Eier enthalten Proteine, Fett und sind herrlich sättigend. Am besten also immer ein paar harte Eier im Kühlschrank haben. Das ist

ein Snack, der mehrmals täglich erlaubt ist, sobald es einmal kritisch wird. Zusätzlich nimmt man pro Ei circa 13 Gramm Eiweiß zu sich.

19. Wir ziehen den Kohlehydraten immer einen Mantel an. Oft kommt man ja um Kohlehydrate oder kleine Sünden nicht herum. Sei es wegen Stress im Leben oder im Beruf, sei es bei einer Einladung oder in Gesellschaft. Werden dabei Brötchen serviert, essen Sie die, die mit Butter bestrichen, also etwas fett sind! Das klingt eigenartig, aber es hilft beim Langzeitprojekt der Insulinsenkung mit Vermeidung von absoluten Blutzuckerspitzen. Ein Ausnahme-Mittagessen in Form von Döner, Burger oder sonstigem Fastfood sollte mit Nüssen und Cocktailtomaten kombiniert werden; auch zu Keksen gibt es am besten Nüsse oder Joghurt; auf das Toastbrot kommen nicht nur Schinken und Käse, sondern zusätzlich Butter und Avocado. Es geht darum, die Kohlehydrate immer „einzukleiden" – das ist nicht ganz optimal für das Abnehmen, aber trotzdem wenigstens etwas weniger schädlich für uns. Denn ein Stück Vollkorntoast mit Butter lässt den Insulinspiegel weniger ansteigen als ein Stück Vollkorntoast ohne Butter. Kombinieren Sie Lebensmittel also intelligent: Nüsse zum seltenen und wenigen Brot, Avocado zum Reis und Protein zum Obst.

20. Geheimtipp: Verwenden Sie Shilajit, Accermansia muciniphila als Probiotikum und Moringa für die Stoffwechselverbesserung und die Verbesserung des Ansprechens auf Insulin. Am besten noch Berberin, Chrom und Omega-3 dazu. Fragen Sie einfach ihren Betreuer. Essen und trinken Sie vermehrt und wenn möglich täglich fermentierte oder eingelegte Lebensmittel wie Sauerkraut, Essiggurkerl, Kefir, Ayran, Joghurt, Skyr, Sauermilch, Kimchi, fermentierte rote Rüben und Karotten, Kombucha und Sojasauce. Ihr Darm wird Sie lieben.

21. Ihr Bauch gluckert manchmal, wenn Sie länger nichts gegessen haben? Das ist gut, Sie befinden sich dann nämlich nicht mehr im Verdauungszustand. Essen Sie jetzt nichts, es ist Stoffwechselzeit, und das Insulin ist niedrig. Das bedeutet, jetzt werden Fette verbrannt. Es ist der leere obere Verdauungstrakt, der jetzt die Wände säubert und im Aufräum- und Reparaturmodus ist. Dieser Zustand ist erstrebenswert und leider in unserer modernen Zeit schon selten geworden, weil unser Körper beinahe den ganzen Tag mit Verdauung beschäftigt ist. Schuld daran sind Snacks und Zwischenmahlzeiten, die machen den Stoffwechsel auf Dauer kaputt. Denn wir brauchen genügend lange Pausen zwischen den Mahlzeiten, um in den Low-Insulin-Zustand zu kommen (siehe Seite 125). Gluckern ist also gut, und wir sollten auf Snacks, Süßes und Zwischenmahlzeiten verzichten. Wenn es gar nicht anders geht, dann greifen Sie zu einem Snack ohne Kohlehydrate, und sehen Sie ihn als Zwischenmahlzeit. Erlaubt sind zum Beispiel eine Handvoll Nüsse oder ein Becher Joghurt mit Nüssen, etwas rohes Gemüse wie Paprika oder Karotten mit einem Dip, ein bis zwei Scheiben Speck oder Schinken, ein hart gekochtes Ei oder ein Stück Käse, am besten in Kombination mit etwas Essig.

22. Gehen Sie nach Ihren Mahlzeiten am besten eine kleine Runde spazieren, gehen Sie ein paar Stockwerke hinauf und wieder hinunter oder machen Sie einige Kniebeugen, Liegestütze oder Situps. Das braucht kaum Zeit und geht zu Hause oder in der Arbeit überall. Jede Art von einfacher, normaler Bewegung direkt nach der Mahlzeit senkt den Blutzuckerspiegel und damit den Insulinspiegel sofort und effektiv.

23. Legen Sie zwischendurch einzelne „Hafertage“ ein, an denen Sie nur Haferflocken mit Joghurt, Skyr oder Kefir zu sich nehmen. Das verbessert das Ansprechen von Insulin dauerhaft und unter-

stützt zusätzlich den Stoffwechsel, besonders, wenn Sie Proteinpulver als Stoffwechselturbo dazumischen. In Wasser oder Joghurt aufgelöste Flohsamen oder Flohsamenschalen verbessern die Darmtätigkeit und das Mikrobiom des Darmes. Oder probieren Sie Chiasamen: In Joghurt oder Wasser eingerührt, entsteht daraus nach einigen Stunden ein bekömmlicher Pudding, der gut schmeckt, sättigt und gesund ist. Auch der kann mit Proteinpulver ergänzt werden. Um Abwechslung einzubauen, sind auch Buttermilchtage empfehlenswert: Buttermilch oder Sauermilch schmeckt mit Haferflocken oder Chiasamen, aber auch pur. Sie sättigt und erleichtert in Kombination mit Proteinpulver das Abnehmen und hemmt das Insulin.

24. Wenn schon Brot, dann am besten Eiweißbrot. Das einzige andere Brot, das in geringen Maßen erlaubt ist, ist Sauerteigbrot. Manche Bäckereien bieten gute Eiweißbrote an, hier müssen Sie sich einfach durchprobieren. Tipp: Auch beim Discounter gibt es Eiweißbrot, manche davon schmecken besser als in der Bäckerei. Am besten vor dem Verzehr kurz antoasten, dann schmeckt es noch besser.

Oder probieren Sie doch einmal, Ihr eigenes, hochwertiges Proteinbrot zu backen. Es ist wirklich einfach, geht schnell und schmeckt hervorragend.

Zutaten:

5 Eier
150 g Magertopfen
2 TL Salz
½ Päckchen Backpulver
100 g Proteinpulver
40 g Flohsamenschalen

Zubereitung:

Den Ofen auf 150 °C vorheizen.
Die Eier mit dem Topfen verrühren.
Das Wasser hinzugeben und Salz, Backpulver und Proteinpulver unterrühren.
Ganz zum Schluss die Flohsamenschalen unterrühren. Der Teig quillt sofort auf.
In eine Kastenform füllen und für ca. 50 bis 60 Minuten backen.

25. Als Abschluss noch eine Geschichte zur in Österreich sehr beliebten Sachertorte. Natürlich sollen Sie in der Abnehmzeit gar keine Sachertorte essen, das ist ja klar. Aber besser ein kleines Stück Sachertorte mit wenig Schlag als ohne Schlag! Das klingt absurd, aber für den Insulinspiegel, und um den geht es ja, ist es besser, wenn der kalorienreiche Schlag dazukommt.

Abschließende Worte

Sie wissen jetzt, wie Ihr Körper und das Abnehmen wirklich funktionieren und was alles eine Rolle spielt beim erfolgreichen Gewichtsverlust. Ihre Fortschritte hängen aber vor allem von der Stabilität Ihres Verhaltens über die Zeit ab. Ihr Ergebnis, und damit Ihr Erfolg, entsteht nicht durch Hoffen, sondern durch Ihre persönlichen Handlungen und Entscheidungen, denn Erfolg ist nichts anderes als ein paar kleine Dinge, die einfach jeden Tag richtig gemacht werden.

Ihre Reise zum Wunschgewicht wird nicht immer einfach sein – sie erfordert mit Sicherheit Geduld, Mut, Disziplin, Achtsamkeit und auch Mitgefühl mit sich selbst. Doch sie ist vor allem eines: lohnenswert. Denn Abnehmen bedeutet nicht nur, Gewicht zu verlieren, sondern Lebensqualität, Selbstvertrauen, Gesundheit und ein neues Ich zu gewinnen. Mit dem Wissen über die Rolle von Insulin und die Überwindung der Insulinresistenz und der Unterstützung durch moderne medizinische Ansätze wie Wegovy oder Mounjaro haben Sie jetzt alle Werkzeuge in der Hand, um nachhaltige Veränderungen zu erreichen. Doch das Wichtigste ist: Sie haben die Fähigkeit, diese Veränderungen auch tatsächlich umzusetzen! Erinnern Sie sich immer daran: Jeder kleine Fortschritt zählt. Jeder Tag, an dem Sie sich für Ihre Gesundheit entscheiden, bringt Sie Ihrem Ziel näher. Rückschläge sind kein Scheitern – sie sind ein Teil des Prozesses. Entscheidend ist, immer wieder aufzustehen.

Vertrauen Sie Ihrem Körper. Vertrauen Sie Ihrem Weg. Vertrauen Sie sich selbst. Die beste Zeit, in ein gesünderes und glücklicheres Leben zu starten, ist wahrscheinlich genau jetzt. Ihr neues Kapitel kann jetzt und hier beginnen – stark, gesund, neugierig, motiviert, vielleicht auch ein bisschen aufgeregt und noch etwas unsicher, aber doch voller Zuversicht und Vertrauen. Sie können aber nun Ihrem neu gewonnenen Hintergrundwissen vertrauen, das Sie sich durch dieses Buch angeeignet haben.

Denn wie sagte schon der amerikanische Unternehmer und Motivationstrainer Jim Rohn: „Kümmere dich um deinen Körper, er ist der einzige Ort, den du zum Leben hast." Und dem ist nun wirklich nichts mehr hinzuzufügen.

Checklisten

Eignung für die Abnehmspritze

Bitte bei jedem Punkt „Ja“ oder „Nein“ ankreuzen. Je mehr Punkte Sie mit Ja beantworten, desto eher ist die Therapie mit der Abnehmspritze für Sie geeignet. Bei unter 15 Punkten sollte die Behandlung noch einmal überlegt werden.

1. BMI ≥ 30 oder ≥ 27 mit Begleiterkrankungen ☐ Ja ☐ Nein
2. Alter > 18 Jahre ☐ Ja ☐ Nein
3. Keine akuten Herz-, Leber-, Bauchspeicheldrüsen- oder Nierenerkrankungen ☐ Ja ☐ Nein
4. Blutdruck stabil und kontrolliert ☐ Ja ☐ Nein
5. Relativ aktuelle Laborwerte oder Befunde vorhanden ☐ Ja ☐ Nein
6. Keine Schwangerschaft oder Stillzeit ☐ Ja ☐ Nein
7. Keine aktive Essstörung (z. B. Bulimie, Anorexie) ☐ Ja ☐ Nein
8. Für Allergiker: Keine Allergien oder Unverträglichkeiten gegen Wirkstoffe der Therapie ☐ Ja ☐ Nein
9. Meine psychische Stabilität ist gewährleistet ☐ Ja ☐ Nein
10. Bereitschaft zu Lebensstiländerungen (Ernährung, Bewegung) ☐ Ja ☐ Nein
11. Dokumentierte Gewichtsverläufe und frühere Abnehmversuche ☐ Ja ☐ Nein
12. Keine kontraindizierte Medikation ☐ Ja ☐ Nein
13. Verständnis über mögliche Nebenwirkungen und Risiken ☐ Ja ☐ Nein
14. Ärztliche Betreuung während der gesamten Therapie möglich ☐ Ja ☐ Nein
15. Realistische Zielsetzung für Gewichtsreduktion und Therapiedauer ☐ Ja ☐ Nein
16. Ich bin über die Kosten informiert und will/kann mir das auch leisten. ☐ Ja ☐ Nein
17. Ich kann mir die Spritze auch selber verabreichen. ☐ Ja ☐ Nein
18. Ich bin motiviert, meinen Lebensstil dauerhaft zu verändern. ☐ Ja ☐ Nein

19. Ich bin gewillt, Bewegung und Krafttraining in meinen täglichen Alltag zu integrieren. ☐ Ja ☐ Nein
20. Ich möchte meinen Stoffwechsel besser verstehen. ☐ Ja ☐ Nein

20 wichtige Fragen bei der Erstberatung

Diese Fragen sollten von Ihnen bei der Erstberatung auf jeden Fall gestellt und von Ihrem Arzt ausführlich und verständlich beantwortet werden. (Die Fragen 14 bis 20 dienen dazu, festzustellen, ob die Betreuung für Sie geeignet ist.)

1. Ist diese Therapie für meinen Gesundheitszustand geeignet?
2. Welche konkreten Ergebnisse kann ich realistischerweise erwarten?
3. Wie schnell wirkt die Therapie, und wie lange sollte sie dauern?
4. Welche möglichen Nebenwirkungen kann ich haben?
5. Wie wird meine Gesundheit während der Therapie überwacht?
6. Muss ich bestimmte Blutwerte oder Untersuchungen regelmäßig machen lassen?
7. Welche Medikamente oder Nahrungsergänzungen sind während der Therapie erlaubt oder verboten?
8. Welche Lebensstiländerungen (Ernährung, Stress, Bewegung, Schlaf, Essenszeiten) sind zwingend erforderlich?
9. Wie wird mit Rückschlägen oder Gewichtsstagnation umgegangen?
10. Gibt es Risiken für meine spezifischen Vorerkrankungen?
11. Welche Stoffwechseldiagnostik und Blutabnahmen werden gemacht?
12. Gibt es alternative Therapien oder Kombinationen mit anderen Methoden?
13. Wie oft finden Kontrolltermine statt, und was wird dort überprüft?
14. Wie wirkt sich die Therapie auf Hormone, Stoffwechsel und mein Insulin aus?
15. Welche Unterstützung gibt es bei Motivation, Hürden, Rückfällen oder psychologischen Herausforderungen?
16. Wie lange dauert die Behandlung, und wie wird dann genau aufgehört?
17. Wie häufig sind Non-Responder und Nebenwirkungen bei dieser Behandlung?
18. Was sind die Unterschiede von Wegovy und Mounjaro?

19. Wie funktioniert Ausschleichen, Split-Dosing oder Micro-Dosing?
20. Wie groß muss mein spezielles Kaloriendefizit sein?

Zusammenfassung des ärztlichen Erstgesprächs

Bitte bei jedem Punkt „Ja“ oder „Nein“ ankreuzen. Haben Sie weniger als zehn Punkte mit Ja angekreuzt, ist die Betreuung noch nicht perfekt.

1. Fühle ich mich gut verstanden und gut aufgehoben? Wurden vor allem die Fragen 14–20 gut beantwortet? ☐ Ja ☐ Nein
2. BMI, Gewicht und Körperfettanteil dokumentiert ☐ Ja ☐ Nein
3. Frühere Abnehmversuche und deren Ergebnisse besprochen ☐ Ja ☐ Nein
4. Vorerkrankungen vollständig erfasst ☐ Ja ☐ Nein
5. Aktuelle Medikamente und Nahrungsergänzungen besprochen ☐ Ja ☐ Nein
6. Ernährung und Bewegung im Alltag analysiert ☐ Ja ☐ Nein
7. Essgewohnheiten, Portionsgrößen und emotionales Essen besprochen ☐ Ja ☐ Nein
8. Schlafgewohnheiten und Schlafqualität besprochen ☐ Ja ☐ Nein
9. Psychische Faktoren, Stress und Motivation überprüft ☐ Ja ☐ Nein
10. Zielsetzung für Gewichtsreduktion und Therapiezeitraum definiert ☐ Ja ☐ Nein
11. Risiken und mögliche Nebenwirkungen erklärt ☐ Ja ☐ Nein
12. Strategie für Nachbetreuung und Gewichtsstabilisierung besprochen ☐ Ja ☐ Nein
13. Meine Fragen zum allgemeinen Stoffwechsel und zum Abnehmen an sich umfassend beantwortet ☐ Ja ☐ Nein
14. Aufklärung über Lebensstiländerungen und deren Umsetzung erfolgt ☐ Ja ☐ Nein
15. Die notwendigen diagnostischen ersten Schritte wurden eingeleitet. ☐ Ja ☐ Nein